# 名院名医
# 孕产育儿
## 全程指导方案

# 孕前准备
# 及不孕调养

史宏晖  主编

中华医学会妇产科分会委员
北京协和医院妇产科主任医师、教授
北京协和医院特需专家门诊专家

U0339556

CTS K 湖南科学技术出版社

**图书在版编目（ＣＩＰ）数据**

孕前准备及不孕调养 / 史宏晖主编. — 长沙：湖南科学
技术出版社,2019.1
（名院名医孕产育儿全程指导方案）
ISBN 978-7-5357-9663-9

Ⅰ．①名… Ⅱ．①史… Ⅲ．①优生优育－基本知识②
不孕症－食物疗法 Ⅳ．①R169.1②R247.1

中国版本图书馆 CIP 数据核字(2018)第 018604 号

MINGYUANMINGYI YUNCHAN YUER QUANCHENG ZHIDAO FANGAN
YUNQIAN ZHUNBEI JI BUYUN TIAOYANG
名院名医孕产育儿全程指导方案
**孕前准备及不孕调养**
主　　编：史宏晖
责任编辑：何　苗
出版发行：湖南科学技术出版社
社　　址：长沙市湘雅路 276 号
网　　址：http://www.hnstp.com
湖南科学技术出版社天猫旗舰店网址：
　　　　　http://hnkjcbs.tmall.com
邮购联系：本社直销科 0731-84375808
印　　刷：湖南天闻新华印务有限公司
　　　　　（印装质量问题请直接与本厂联系）
厂　　址：湖南省长沙市望城区银星路8号
邮　　编：410219
版　　次：2019 年 1 月第 1 版
印　　次：2019 年 1 月第 1 次印刷
开　　本：710mm×1000mm　1/16
印　　张：13
书　　号：ISBN 978-7-5357-9663-9
定　　价：49.80 元

受孕是一个特殊的生理过程，对健康的夫妻来说，一般不主张刻意采取特别手段进行干扰。但是，了解相关的基本知识将有助于大大提高受孕的成功率。并且，完美的孕前准备可以为胎宝宝的降临提供优质的孕育环境，确保胎宝宝从父母身上得到最佳的遗传基因。

何时怀孕最理想？怎样让未来的宝宝更健康？孕前检查有哪些？如何调养更易受孕？哪些征象说明受孕成功？身体有问题也能顺利怀上宝宝吗？经过准备也没有怀上宝宝该怎么办？第一次要宝宝，肯定会遇到不少疑问，如果你已经下定决心要宝宝了，那么从现在起，就开始在本书的指导下实施你的受孕计划吧。

本书为你精心设计准备方案，分析解决相关问题，指导你在孕前日常生活起居、心理准备、身体调养、营养饮食等方面为受孕做好充分的准备，并帮助你详细了解孕前检查、有碍怀孕的疾病治疗、不孕不育家庭调养及辅助生育的手段等焦点问题。在专业而详细的指导下，帮助你把身体调养到最佳状态，为即将到来的宝宝营造出一个最佳的孕育环境。

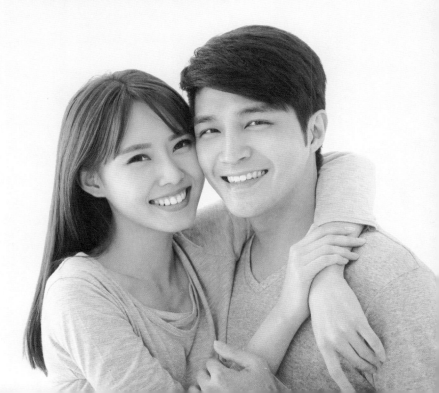

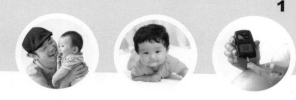

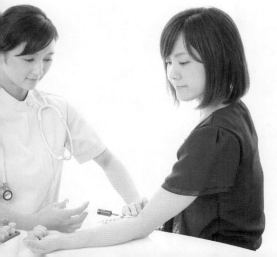

## 第2章

# 怀孕前6个月
——提早一步，完美一生

# 第3章

## 怀孕前3个月
### ——逐步进入最佳状态

# 第4章

## 怀孕前1个月
### ——与聪明宝宝的约定

# 第5章

## 怀孕前1周
### ——幸"孕"即将来临

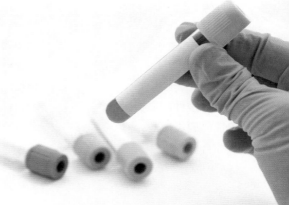

# 第6章

# 有问题也能怀上宝宝
## ——疾病与怀孕

第**7**章

# 即使没怀上也不用急
## ——不孕不育的家庭调养方案

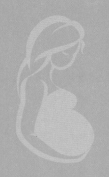

# 备孕这件事儿
# 你该知道什么

要想孕育最棒的一胎，夫妻双方要从备孕期就做好各方面的准备，首先不要错过最佳的生育年龄，同时要提前做相应的身体方面的检查，建立良好的生活习惯，与此同时，也要做好充分的心理准备。

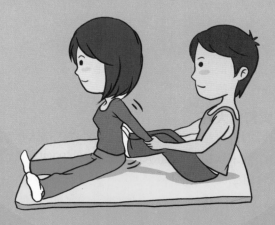

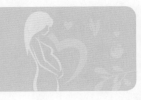

# 什么时候怀孕最好
## ——规划你的最佳孕期

## 最佳备孕年龄

### 女性的最佳年龄

女性在24～32岁是生育的最佳年龄段。因为此时女性身体已完全发育成熟，卵子质量最高，生育能力处于最佳状态，而且此阶段女性的产道弹性和子宫收缩力最大，可大大降低流产、早产、死胎及畸形儿的发生率。

与这个年龄段相比，年龄过小（18岁以下），身体还未完全发育成熟，心智发育也不够健全，生活能力较弱，难以应对之后的各种哺育问题；年龄过大（35岁以上），卵细胞老化，质量低，并且骨盆和韧带会变得松弛，盆底和会阴的弹性变小，子宫的收缩力减弱。这两种情况都会增加早产、难产、畸形儿的发生率，不利于优生优育。

### 男性的最佳年龄

男性的最佳生育年龄与女性有一定的区别，男性精子质量在30岁时达到高峰，并在今后5年持续高质量，因此可以说30～40岁是男性生育的最佳年龄段。

### 完美搭配，打造"优质宝宝"

可以看出，男女生育的最佳年龄组合是男性比女性大一些。父亲年龄大，心智相对成熟，工作生活也趋稳定；母亲年纪轻，生命力旺盛，能为胎儿创造一个更好的孕育环境，有利于胎儿的生长发育。因此，这种组合更能孕育出"优质宝宝"。

## 最佳备孕时节

生个健康聪明的宝宝，是很多备孕夫妻的迫切愿望，如何备孕也成了很多夫妻的关注焦点，而夏末秋初是最适合备孕的时节。

### 时令蔬果令孕妈妈胃口大开

孕初期，很多孕妈妈的胃口都较差，水果不仅能补充大量人体所需的维生素，还能帮助调节孕妈妈的胃口。夏末秋初，大量应季果蔬上市，即便是胃口很差的孕妈妈，也能在众多水果中找到适合自己口味的品种。

### 天气渐凉减少怀孕焦虑

怀孕初期的孕妈妈，常因妊娠反应造成胃口差、嗜睡。夏末秋初，天气趋于凉爽，大大缓解了酷暑带来的焦虑和不安情绪，同时，凉爽的天气更易睡眠，帮助孕妈妈的各项身体功能调节至相对平稳的状态。

### 抵抗力强减少病毒感染

良好的胃口和睡眠，可促进孕妈妈身体功能的增强，减少病毒感染的可能，从而安全渡过致畸高危期。

### 避开感冒病毒高发期

夏末秋初受孕，到流行性感冒病毒高发的冬春季节时，孕妈妈各项身体功能已趋于平稳，供给胎儿的营养也更加充足，从而保证了安全度过流产高发期。

### 春暖花开时妈妈坐月子

8月份怀孕，来年的6月份就是宝宝的预产期。春暖花开时不热不冷，正是坐月子的好天气。少了酷暑的炎热和冬天的严寒，妈妈的饮食起居，护理起来也容易得多。产妇不用担心出汗多而引起受凉，更不用担心护理不当落下月子病。

### 更有利于新生儿的护理

6月份天气回暖，避免了夏天天气潮热，冬天天气湿冷带来的各种不便。不用担心宝宝因温差大而产生的诸多问题。充足的阳光对宝宝的衣物和尿布片，能起到杀菌作用。

### 夏天到了宝宝已满月

酷暑来临时，宝宝已经两三个月了，身体各方面要比月子里好照顾得多。两三个月的婴儿，已经逐渐学会侧身、抬头，夏天出汗多，给孩子洗澡换衣时，不用担心宝宝受凉而引起各种疾病。

### 出生月份是上学最佳时机

6月份出生的孩子，上幼儿园和小学时，足月、足龄不受年龄的限制。父母不用担心孩子上学年龄偏大偏小的问题，可以放心送孩子入学。

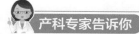 产科专家告诉你

视实际情况选择备孕月份

凡事都有两面，如果大家都集中在某一时期备孕，必然会造成医疗资源以及教育资源的紧张。如果能够避免其他月份备孕的不利因素，比如你生活的地区四季温差小，空气质量好，四季蔬果丰富等，是完全可以选择其他月份备孕的，这能让孩子将来的出生、入学甚至就业都有一个相对宽松的环境。

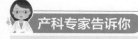 产科专家告诉你

如何掌控怀孕的月份

想要掌控怀孕月份的备孕女性，在月经正常的前提下，需连续监测自己的排卵日，以便在排卵日前后尝试受孕。

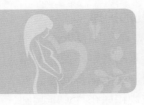

# 考虑是否具备应有的条件

## 应具备的物质条件

宝宝的出生意味着家庭开支的增加，因此在备孕之前，就要考虑费用的问题，做到心里有底。

### 1.孕妈妈怀孕及分娩费用

| | |
|---|---|
| 产检 | 全程约 12000 元 |
| 分娩 | 自然分娩 2000 ~ 3000 元，无痛分娩约 3000 ~ 5000 元，剖宫产 5000 ~ 8000 元 |
| 住院 | 每天 150 ~ 200 元，一周约 1500 元 |
| 健康俱乐部 | 参加一些专为孕妈妈组织的俱乐部活动，相关费用每月 200 元左右 |

**产科专家告诉你**

**双人间或四人间经济、省钱**

医院的待产房有单人间、双人间或四人间之分，价格当然会有很大差别。顺产住双人间或四人间就可以，不但可以与同屋的孕妈妈做伴聊天，还能省不少钱。

### 2.哺乳期妈妈的相关花费

| | |
|---|---|
| 营养品 | 哺乳期妈妈的营养需求大，应根据实际情况进行补充，相应的费用支出每月 1000 元左右 |
| 保姆 | 月嫂的费用每月 6000 元左右，普通保姆的费用每月 2000 ~ 3000 元 |

### 3.宝宝出生后第一年的主要费用（以全国大中城市的平均水平为例）

| | |
|---|---|
| 纸尿裤 | 质量较好的每片 1.2 ~ 1.5 元，前 3 个月每天消耗 5 ~ 6 个 |
| 奶粉 | 普通奶粉的售价每袋（400 克）在五六十元，高档奶粉售价则在上百至数百元 |
| 就医 | 宝宝在 1 岁前抵抗力较弱易生病，医疗费用也是一笔不小的开销 |

## 应具备的环境条件

某些外界环境因素也会对成功受孕产生不可小觑的影响。夫妻双方计划妊娠前应尽量创设一个良好的外在环境，具体包括：

1. 日常生活中，夫妻双方应尽量远离手机、打印机、微波炉等带有辐射或电磁波的用具，减少它们对身体的危害。

2. 夫妻双方特别是女性在备孕前就应避开装修。

3. 远离以下物质：

①某些化学制剂，如苯、甲苯、甲醛、二硫化碳、一氧化碳、杀虫剂、除草剂等。

② 成瘾性物品，包括高浓度烟草、烈酒等。

③ 某些金属，如铅。

④ 某些麻醉药品、化疗药物。

⑤ 放射性物质。

## 备孕女性应具备的心智条件

孕育宝宝是人生的重要时刻，是女性一生的分水岭，从怀孕开始，也意味着责任的来临。

备孕女性要做好心理准备。因为怀孕后，女性身体的各方面都会发生巨大变化，身体可能会因此变得臃肿不堪。同时，为了胎儿的健康，很多娱乐活动也会受到限制。

许多女性担心怀孕会使自己变丑、变胖，其实，只要饮食控制得当，并进行适当的锻炼，依然可以保持较好的身型。

个人的美丑，不止在于一时的胖瘦，更在于整体的精神面貌。怀孕的女性应该放松心情，大方接受改变后的自己，保持自信，一定会收获意想不到的赞美和回头率。

## 备育男性应具备的心智条件

作为准爸爸，除了要准备扛起家庭重担外，还应包容和理解自己的妻子，对于妻子在怀孕中可能出现的诸多不良情绪要体谅，并尽量让妻子保持心情愉快。此外，准爸爸还应主动承担家务劳动，让妻子远离厨房油烟等的侵害。同时还要做好因准妈妈口味变化而频繁采购、挑选、更换食物的思想准备。总之，想想自己未来的可爱宝宝，一切的付出都是值得的。

### 怀孕会影响性生活

和谐的性生活有利于夫妻恩爱，怀孕必然会对夫妻的性生活产生一定影响。为了避免发生意外，孕期同房时间、强度要适当，动作要和缓，避免过强刺激。孕早期和预产期前1个月这两个阶段，最好不要有性生活。

| 时间段 | 原因分析 |
| --- | --- |
| **孕早期 3 个月** | 孕早期 3 个月是胚胎发育的初始阶段，胎盘尚未形成，附着在母体子宫内并不牢靠，一不小心就容易流产。所以，在此阶段要尽量控制或禁止性生活，尤其是婚后多年不孕和曾有过自然流产史的女性 |
| **怀孕中期** | 怀孕中期虽然可以过性生活，但还是应该减少次数并降低强度 |
| **怀孕后期** | 怀孕后期，孕妈妈体形变化比较大，要避免撞击膨大的腹部，孕妈妈的外阴及阴道容易受伤，动作应轻柔些 |
| **预产期前 1 个月** | 子宫对外界的刺激比较敏感，性生活容易导致流产、早产和感染，故应禁止性生活 |

### 孕期丈夫要承担起家务劳动

怀孕后，妻子在家务劳动上就不能以孕前的标准来要求了，尤其到了孕中晚期，行动很不方便，做一点平时看起来很容易的事情也会力不从心，甚至容易影响胎儿的生长发育或有流产的危险。所以，家里如果没有其他人帮忙，准爸爸就要承担起大部分的家务劳动了。

### 宝宝出生后，男性的家庭责任更重

多了一个小宝宝，爸爸妈妈将会承担更多的责任和义务。宝宝的降临意味着生活方式的转变，新生命降临带来喜悦的同时也会增加很多责任，爸爸妈妈在宝宝的喂养、教育、健康、安全等方面都需要付出很多的时间和心血。在工作上也要有所调整，尽量减少出差，多陪陪宝宝。准爸爸需要有这些心理准备。

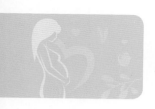

# 从现在开始准备吧

　　备孕指的是孕前保健。据统计，孕产妇在怀孕生产期间发生的各种健康问题甚至是死亡，多半是由孕前的心脏病、免疫系统疾病、精神疾病及肥胖等疾病引起的，因此，孕前保健十分重要。

　　实践证明，有计划的备孕能将有害因素对胎儿的影响降到最低，从而做到优生优育。反之，无计划受孕则很难实现这一点。只有身心都做好准备的夫妻才更有可能孕育出健康的宝宝，所以，从现在开始有计划地进行备孕吧！

## 摒弃不良生活习惯，保持身心健康

　　近年来，由于环境污染、饮食结构多样化的影响，许多身体健康的夫妻也饱受不孕不育的煎熬。如果不具备健康的身心条件，就更难以拥有健康的宝宝。因此在备孕前就应把自己的身心调整到一个良好的状态。此外，不良的生活习惯也会增加流产、畸胎等的风险。因此，即使怀孕了也仍然不能放松警惕，绝不能心存侥幸。

## 孕前准备，因人而异

　　如果你已经到了受孕的最佳年龄段，为避免意外怀孕使你们手忙脚乱，在怀孕前最好做一个详细的计划，这样不仅可以使夫妻双方的身心处于最佳状态，还能够有足够的时间做好为人父母的准备，更好迎接天使的到来。

　　当然，具体的孕前准备计划是需要根据个人的身体状况、工作经历和所处的环境来决定的。

## 提前6个月~1年制订怀孕计划

　　在制订怀孕计划之前，需要先确认女性的健康状况，将身体调养至最佳状态再进行受孕。

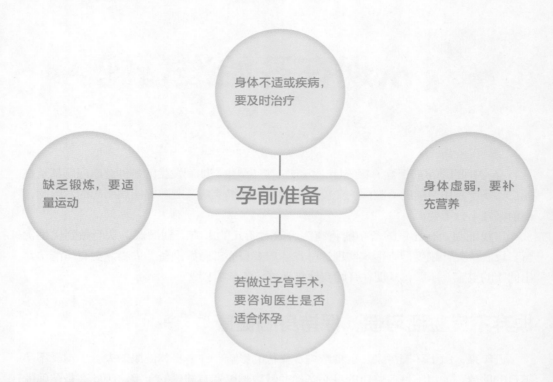

## 孕前准备的夫妻要做什么

孕产妇专家认为，若想生育出健康可爱的宝宝，首先要保证夫妻二人的身心健康。想当爸爸妈妈的各位要努力做到以下几点：

1. 身体各器官功能正常。其中与生殖能力密切相关的生殖器健康是最重要的。此外，其他脏器功能异常也会对生殖能力产生影响。

2. 精神放松，心态健康。压力是怀孕最大的拦路虎。每个想要怀孕的人都承受着不同程度的压力，能否克服压力决定了能否成功受孕。在克服压力的过程中，心态是非常重要的。在怀孕这件事上，要保持口心一致。如果口头上不断强调自己的生育意愿，而潜意识里却对分娩、养育忧心忡忡的人是难以怀孕的。

第**1**章

# 怀孕与优生面面观
## ——了解优生知识，打造健康宝宝

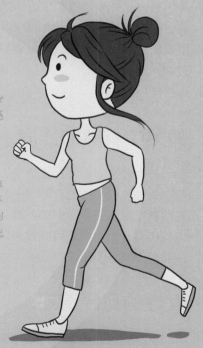

怀孕是优生优育的重要环节，对女性来说是一个漫长艰辛却充满着幸福感的过程，是女人一生重要的转折点。

了解优生的知识和影响优生的一些基本因素，如遗传、环境、生活方式、性生活、营养、疾病、药物等，能帮助夫妻双方在准备期就有意识避开不利的因素，顺利搭乘上"幸孕"的列车，因此，孕前进行相关知识储备是优生优育的必要环节。

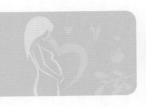

# 孕育宝宝的过程

## 女性的生理基础

### 女性的生殖系统

　　女性生殖系统的内生殖器，包括卵巢、输卵管、子宫及阴道，位于腹部的下1/3处。卵巢储存和释放的卵细胞，通过输卵管到达子宫。阴道则是连接子宫与体外的通道。外生殖器即生殖器官外露的部分，统称为外阴，由对性刺激敏感的阴蒂以及阴唇所组成。阴唇是包绕阴蒂以及覆盖在阴道口和尿道口的皮肤褶皱，主要起保护作用。

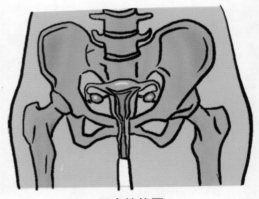

子宫的位置

### 卵巢中发育的卵泡

　　每个月经周期，女性的身体内都会有数个未成熟的卵细胞在卵巢中开始发育，这些囊泡就是通常所说的卵泡。一般情况下，仅有一个卵细胞可以发育成熟，其他的卵细胞则慢慢萎缩。

### 女性的月经周期

　　女性的月经周期平均是28天，但每个

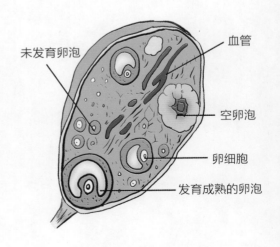

未发育卵泡

血管

空卵泡

卵细胞

发育成熟的卵泡

人的周期长短有很大的差异，一般认为，在28±7天范围内都属于正常。若月经周期存在异常，意味着特定时间内某一激素无法达到正常水平的促发排卵，也就不能为受精卵的着床提供良好的环境，从而直接影响到受孕。

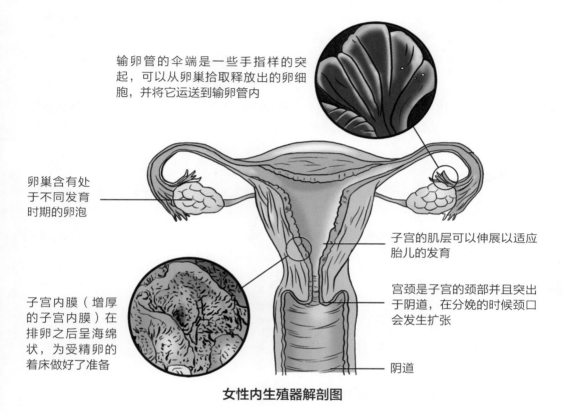

输卵管的伞端是一些手指样的突起，可以从卵巢拾取释放出的卵细胞，并将它运送到输卵管内

卵巢含有处于不同发育时期的卵泡

子宫内膜（增厚的子宫内膜）在排卵之后呈海绵状，为受精卵的着床做好了准备

子宫的肌层可以伸展以适应胎儿的发育

宫颈是子宫的颈部并且突出于阴道，在分娩的时候颈口会发生扩张

阴道

**女性内生殖器解剖图**

 **备孕女性问**

**我并没有怀孕，但6个月没有来月经，这是为什么？**

产科医生答 如果6个月没有来月经，就可以称之为闭经了，这表明卵巢已停止排卵，体内激素水平紊乱。如果发生了这种情况，就必须去医院就诊。但实际上，你可以在月经周期发生改变或者出现延迟时就向医生咨询。

闭经可以由很多因素引起：激素异常，包括垂体、甲状腺或肾上腺的功能异常；卵巢因素，如卵巢早衰；过度的体重下降或者体重指数过大；饮食失调；过度运动等。

当出现闭经的情况，就需要向医生咨询，进行治疗，同时通过改变一些生活方式和饮食习惯来调节。

规律的月经是女性身体健康的表现。根据激素水平的变化，将月经周期分为月经期、卵泡期、黄体前期和黄体后期四个阶段。

### 月经期

从经血流出的第一天计算，约7天，属于月经期。一般来说，第一天经血量不多；第二、三天增多，特别容易"霸气侧漏"，需要准备大尺寸的"姨妈巾"以防万一；第四天以后逐渐减少，直到经血干净为止。

### 卵泡期

月经来后第8~13天属于卵泡期。受到促卵泡激素的影响，此期间体内雌激素水平逐渐升高，卵泡逐渐成熟，子宫内膜逐渐增厚。成熟的卵泡会被排出卵巢，没有成熟的卵泡则自行萎缩。

### 黄体前期

黄体前期也叫排卵期，所谓的排卵期并不是这一时间段都在排卵，而是说卵子在这个时间段的某一点会排出。

排卵前的24小时，女性体内的黄体生成素会骤然升高，预示着卵巢将在24小时后进行排卵，所以可以通过检测血液中的黄体生成素来推算排卵时间。

### 黄体后期

月经来后第22~28天，即下次月经来潮的前一周，便是黄体后期。孕激素的分泌在黄体后期达到高峰，若没有成功受孕，孕激素、雌激素会随之下降。少了孕激素的支持，原本充血增厚的子宫内膜开始剥落，进入下一次月经期。

## "月事"用品是子宫健康的防护线

| | 普通卫生巾 | 布卫生巾 | 卫生棉条 | 月事杯 |
|---|---|---|---|---|
| **位置** | 体外 | 体外 | 体内 | 体内 |
| **舒适度** | 容易摩擦肌肤，存在不同程度的闷热感，容易引起过敏瘙痒 | 不容易摩擦肌肤，比较透气 | 放入体内后，感觉不到它的存在 | 放入体内后，感觉不到它的存在 |
| **更换** | 用完即丢 | 用完要清洗晾晒 | 用完即丢 | 用完一冲即可 |
| **方便度** | 尚可 | 一般 | 利于行动，经期时能游泳等 | 利于行动，经期时能游泳等 |
| **适应** | 很容易适应 | 比较容易适应 | 需掌握正确放入位置，多练习 | 需掌握正确放入位置，多练习 |

**产科专家告诉你**

### 卫生巾正常的用量是多少

卫生巾正常的用量是平均一天换四五次，每个周期不超过2包（按每包10片计）。假如用3包卫生巾还不够，而且差不多每片卫生巾都是湿透的，就属于经量过多。相反，每次月经1包都用不完，则属经量过少。经量过多或过少都应及时到医院就诊。

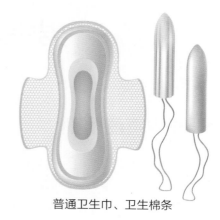

普通卫生巾、卫生棉条

 **产科专家告诉你**

### 规律的月经是这样的

月经周期是指从出经血的第一天开始直至下次月经来潮的总天数，正常的月经周期在25~35天，平均28天。但是也有个别女性40天来一次月经，只要有规律性，均属于正常情况。另外，月经容易受多种因素影响，提前或推后3~5天也是正常现象。

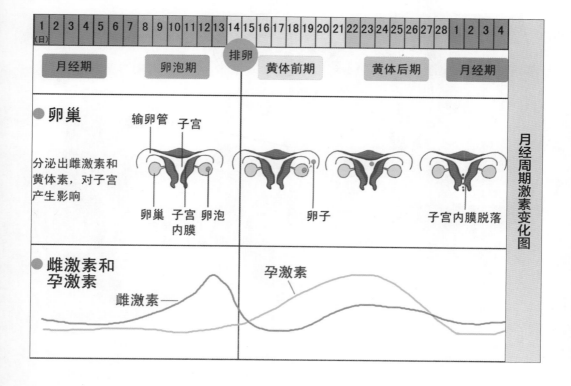

月经周期激素变化图

# 男性的生理基础

## 男性生殖器解剖

男性的外生殖器包括阴茎和阴囊，阴囊内有两个睾丸，睾丸是精子生成的场所。精子储藏在紧贴睾丸后部的附睾中，并在此获得使卵子受精的能力。输精管连接着附睾与射精管，射精管与阴茎中的尿道相通。射精时，精子混合于精囊的腺体所分泌的囊液中。

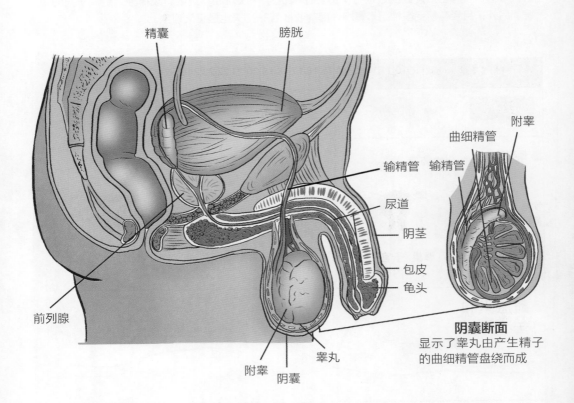

精囊　　　膀胱

输精管

尿道

阴茎

包皮

龟头

前列腺

附睾　阴囊　　睾丸

曲细精管　　　附睾

输精管

**阴囊断面**
显示了睾丸由产生精子的曲细精管盘绕而成

## 精液的组成

精液由精子和精浆共同组成。正常男子一次可排出2~6毫升精液，其中主要为精浆（约95%），另外就是精子（2000多万个）。精液成分的变化会影响精子的质量。精浆含有丰富的营养，为精子的生存提供适宜的环境。

精浆的主要成分是水，占90%。此外含有无机离子（钠、氯、钾、钙、镁、锌、铜、铁等），蛋白酶（酸性磷酸酶、糖苷酶等），有机物（果糖、柠檬酸、肌醇、胆碱、脂类物质、精氨、亚精氨、前列腺素、抗坏血酸、尿酸等）。

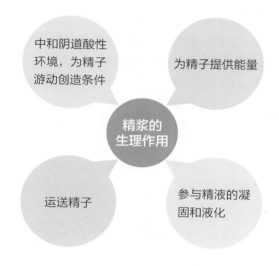

中和阴道酸性环境，为精子游动创造条件

为精子提供能量

精浆的生理作用

运送精子

参与精液的凝固和液化

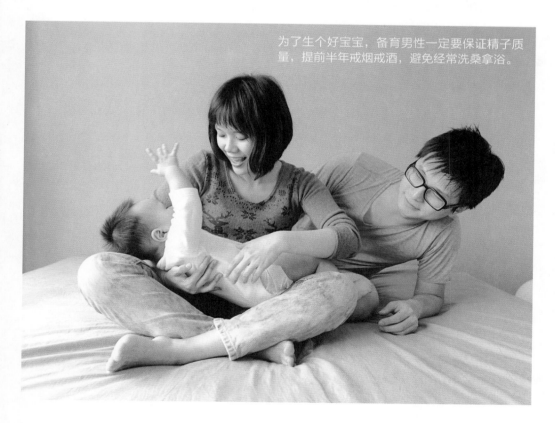

为了生个好宝宝，备育男性一定要保证精子质量，提前半年戒烟戒酒，避免经常洗桑拿浴。

## 精子的产生需要苛刻的条件

1.丰富的营养。精原细胞分裂演变成精子需要大量的营养物质，特别是被称为人体"建筑材料"的蛋白质。

2.低温的环境。精子的成长要求阴囊内的温度比体温最少低1℃，而睾丸里的温度比体温要低0.5℃~1℃，否则精子的生长就会终止。

3.充足的时间。精子从产生到成熟需要3个月的时间。

**产科专家告诉你**

### 什么是精子获能

在女性生殖管道内，精子表面携带的去能因子与子宫内膜及输卵管的分泌物相互作用，使精子获得受精能力的过程叫作精子获能。精子获能是精子受精前必须经历的一个重要阶段，只有获能的精子才能穿透卵子外面的透明带。如今科学家已经可以通过使用人工配制的获能液培养精子，完成体外获能。

## 世界卫生组织规定的正常精液标准

| | |
|---|---|
| **液化时间与颜色** | 室温下，60 分钟以内颜色为均匀的灰白色 |
| **精液量** | 2~6 毫升 |
| **pH** | 7.2~8.0 |
| **精子密度** | $\geq 20 \times 10^6$/ 毫升 |
| **精子活动力** | 射精后 60 分钟内，50% 以上具有前向运动（即 A 级和 B 级），或 25%以上具有快速前向运动（A 级） |
| **正常精子形态** | $\geq$ 15% |

## 异常精子的种类

| | |
|---|---|
| **少精子症** | 精子密度低于 $20 \times 10^6$/ 毫升 |
| **弱精子症** | （A 级 +B 级）精子小于 50% |
| **畸精子症** | 正常形态精子小于 15% |
| **少、弱、畸精子症** | 三种均明显异常 |
| **无精子症** | 所射精液中无精子 |
| **无精液症** | 不射精 |

# 精子异常会导致流产

怀孕需要精子和卵子相结合才能发生，而胚胎的诞生，精子和卵子各占一半功劳，精子为胚胎提供了50%的基因。精子并非只在受孕时发挥作用，精子基因会一直影响着胚胎发育的整个过程，受孕只能算作精子的前期工作。

精子异常，如数量异常、结构异常、基因突变或精液质量降低，这些情况虽然并不妨碍精子和卵子的结合，女性也能够正常怀孕，但是到了怀孕中晚期，不健康的精子基因无法正常发挥其晚期效应，导致胚胎发育停滞，进而出现死胎现象。

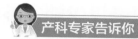

**产科专家告诉你**

精子质量不好会导致胚胎质量差

如果备育男性精子质量不好，精子数量少，精子活力差，畸形多，均会影响胚胎质量，出现流产、死胎、胎儿畸形，早产的概率也很高。

# 少精、弱精极易被忽视

少精、弱精往往会被患者忽视，因为这类患者大都是在怀孕后才发现问题。最容易被忽视的一个原因是，备孕夫妻在婚检和孕检时，男方的精子数量基本趋于正常，但在备孕过程中，各种不良因素影响到了精子的数量。

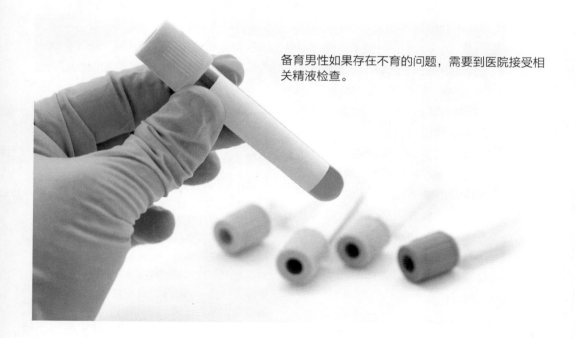

备育男性如果存在不育的问题，需要到医院接受相关精液检查。

# 精液量排出过多过少都会影响生育

很多人认为，射精量越多，说明男性越强壮，生育能力和性能力越强。那么，精液量是否真的排出越多越好呢？事实上，过多的精液量可能是疾病或身体出现异样的先兆。即使没有疾病发生，过多的精液量也会影响精子质量。

正常情况下，正常男性一次射精量2~6毫升，若超过6毫升，则可能存在生殖系统炎症，此时精液中的营养成分和精子的密度均被稀释，导致精子营养供给不足，精子活力下降，从而降低生育能力；相反，如果精液量过少，则难以"对抗"和稀释女性阴道内的不利环境，从而影响精子活力和受精。造成精液量过少的原因主要有性生活太频繁、慢性消耗性疾病、不良刺激和紧张焦虑。

# 生活中影响精子数量的因素

**手机** 手机的高频微波会造成精子数量减少、精子活力下降。

**笔记本电脑** 将笔记本电脑放在男性腿上，会导致阴囊温度升高，对睾丸的生精功能造成损害。因此，建议男性尽量减少在腿上使用笔记本电脑的时间。

**高温** 睾丸的温度需要在一定的范围内才能持续、高效地生成精子，太热或太冷都会造成不良影响。男性体温过低时，可以通过阴囊的收缩，使睾丸贴近机体，从而使睾丸维持合适的温度，因此，低温对精子生成的影响相对较小。一般来说，高温作业的工人或长时间穿着紧身衣裤的男性，其精子的生成会受到极大影响，这是由于阴囊无法散热，温度过高不利于精子生长。

**环境毒素** 在环境中，对精子生成过程有影响的有毒物质包括：铅、镉、汞等金属，杀虫剂，二溴氯丙烷，十氯酮，溴乙烯基乙二醇等。当环境中这些毒素的含量很低时，普通人很少受到影响。但对于在这种环境下工作或与毒物接触频繁的男性来说，其生育能力则会受到不同程度的影响。

**药物因素** 一些疾病，如肠道炎症、尿路感染、高血压、癫痫等治疗过程中所使用的药物可能会影响男性的生殖功能。因此在服用药物前，应先向医生进行咨询，尽量选择不影响生殖功能的药物。

**汽车尾气** 汽车尾气中含有的二噁英，是极强的环境干扰物质，能使男性的精子数量减少从而降低生育能力。

**Q 孕妈问**

**泌尿系统症状会影响男性生育吗？**

**产科医生答** 会的。如果男性有下列症状，如尿痛、尿频、夜尿增加、血尿、尿道分泌物异常或有异味等，应及时就诊。

此外，许多疾病如性传播疾病、尿路感染，或者糖尿病等，如未及时治疗，很容易对男性的生育功能造成损害。所以，建议夫妻双方在备孕前接受全身检查，以了解身体各项功能是否正常。

# 精子卵子由爱结合 —— 怀孕

男性的精子和女性的卵子相结合，形成一个受精卵，也就是一个新生命的开始。这个生命在子宫腔内着床、生长、发育的过程就是怀孕。

## 怀孕的必备条件

怀孕是以卵细胞受精形成受精卵后在子宫内发育为始端的。怀孕所要具备的基本条件有下面几点：

1. 睾丸能够产生数量、形态和活力均正常的精子，同时精液能顺利进行输送。

2. 卵巢能正常生产成熟的卵细胞并分泌足量激素，并且输卵管保持通畅。

3. 在女方排卵期前后一定时间内，夫妻双方有正常的性生活。男女双方生殖器官构造和功能的正常，能保证精子进入女性生殖道并与卵细胞顺利结合。

4. 正常的子宫及子宫内膜，为受精卵的着床和继续发育提供良好的环境。

以上各点缺一不可，任何一个环节出现问题，都容易造成不孕不育。

## 受孕时间

卵子在排出卵巢后，最多只有12～24小时的寿命。精子活力的持续时间在一定程度上受女性生殖道内环境的影响。射精后，滞留在阴道里的精子8小时左右就会死亡，而进入宫颈内的精子，因宫颈管内黏液的性状和酸碱度较适宜，精子能存活2天，所以，最大受孕时间为4天。一般主张让精子提前几天进入女性生殖道，等候卵子由卵巢排出，这样能提高受精的概率。

## 受孕的过程

受孕是一个非常有趣的过程。卵细胞自卵巢排出后，进入输卵管。此时，夫妻同房，一次射出的精液为2～6毫升，里面含有精子数为6000万～2亿多个。精子会在输卵管外侧1/3处与卵子相遇。其中，只有1个强壮的精子能捷足先登，此时精子的头颈部不停地向卵子的中心移动，逐渐接近卵子的细胞核，最后，精子和卵子的细胞核融为一体，这时的卵子就称为"受精卵"。

受精卵依靠输卵管的蠕动和输卵管内部细纤毛的摆动，在四五天后到达子宫腔内着床。受精卵在运行过程中和着床后，细胞不断分裂、变化，即1个变2个，2个变4个，4个变8个……最后就形成了胚胎。与此同时，子宫内膜也做好了一切准备，有柔软的温床和丰富的养料，迎接未来的小客人。这就是受孕的过程。

# 精子与卵子的浪漫相会

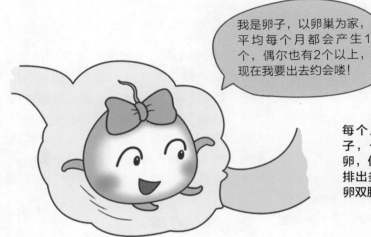

每个月排卵期会由卵巢产生卵子，一般是由两个卵巢轮流排卵，但有时也会同时排卵，或者排出多个卵子，于是就产生了异卵双胞胎和多胞胎。

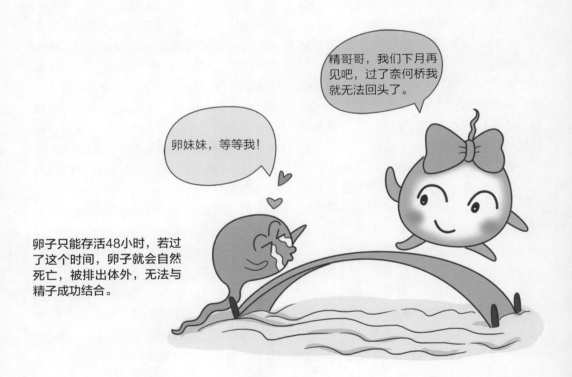

卵子只能存活48小时，若过了这个时间，卵子就会自然死亡，被排出体外，无法与精子成功结合。

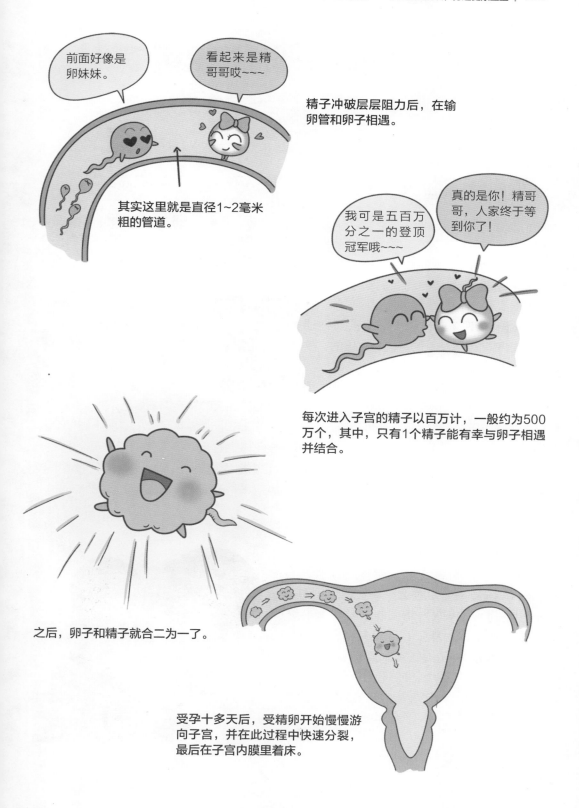

前面好像是卵妹妹。

看起来是精哥哥哎~~~

精子冲破层层阻力后，在输卵管和卵子相遇。

其实这里就是直径1~2毫米粗的管道。

我可是五百万分之一的登顶冠军哦~~~

真的是你！精哥哥，人家终于等到你了！

每次进入子宫的精子以百万计，一般约为500万个，其中，只有1个精子能有幸与卵子相遇并结合。

之后，卵子和精子就合二为一了。

受孕十多天后，受精卵开始慢慢游向子宫，并在此过程中快速分裂，最后在子宫内膜里着床。

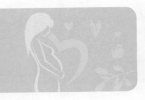

# 宝宝将来会像谁，解开遗传密码

## 接近百分百的"绝对"遗传

**肤色** 遗传时不偏不倚，让人别无选择。父母皮肤都比较黑，绝对不会有白嫩肌肤的子女；如果一方白、一方黑，那么，在胚胎期会"平均"后给子女一个"中性"肤色。

**下颚** 下颚形状属于明显的显性遗传。如果父母有一方的下巴是突出的，子女很可能具备这种外貌特征。

**双眼皮** 父亲的双眼皮几乎100%遗传给子女。另外，大眼睛、大耳垂、长睫毛都是五官遗传时从父母那里得到的特征遗传。

## 50%以上概率的遗传

**身高** 子女身高中的35%来自父亲的遗传，35%来自母亲的遗传，其余30%来自后天环境的影响。所以，若父母中有一方身高较矮，子女往往会偏矮。

**肥胖** 父母双方都肥胖，其子女有53%的概率成为胖子；如果只有一方肥胖，子女成为胖子的概率会下降到40%。

**秃头** 秃头这个特征只遗传给男性。父亲秃头的话，儿子秃头的概率为50%，就连外公秃头，外孙秃头的概率也有25%。

## 有遗传但概率不高

**少白头** 这是概率比较低的隐性遗传。所以，不用过分担心父母的少白头会在子女的身上出现。

## 遗传后可塑

**声音** 一般来说，男孩的声音大小和高低像父亲，而女孩则像母亲。但是，这种由父母遗传的音质如果不悦耳，多数可以通过后天的发音训练得到改善。

**腿型** 遗传自父母的"萝卜腿"，完全可以通过运动等方式进行重塑。但是，如果是因遗传而显得过长或过短的腿型，就无法再改变，只能任其自然发展。

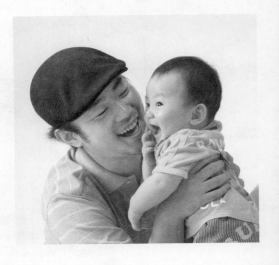

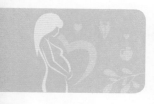

# 创造好的环境，
# 宝宝自然健康

## 减少胎儿先天性氟中毒的概率

### 氟的危害

高氟会影响胎宝宝的生长发育并使其智力受损。氟中毒所致氟斑牙严重的患者容易出现牙釉质碎裂脱落，氟骨症严重的患者可发生关节畸形或残疾，丧失劳动能力。而且，氟对人体的危害可开始于胎儿时期，容易使胎儿发生先天性氟中毒。

### 氟中毒的根源

1. 饮用含氟量高的水可导致氟中毒。

2. 燃烧含氟量高的煤时，煤烟污染空气，容易导致氟中毒。

3. 食用当地井盐或饮用高氟茶均可发生氟中毒。

### 预防措施

降低环境中氟的含量，控制人体对氟的摄入量。

1. 改用低氟水源、采用低氟燃料、饮用水除氟等。

2. 加服钙、维生素D和维生素C，增强自身抗氟能力。钙在胃肠道中与氟离子结合会形成难溶的氟化钙而由体内排出，减少机体对氟的吸收；维生素C有促进氟自体内排出和抗感染的作用。

## 不可忽视铅污染

我国出生检测研究指出，在妊娠前3个月左右接触铅，容易导致胎儿中枢神经系统损伤，并且这种铅中毒造成的神经病变将会是永久性的、不可逆的、终身性的损伤。

铅对人类生殖功能的影响与剂量有关，血铅250～400克/升，可以导致男性精子异常，如精子数目减少、精子畸形率增高、精子活动能力下降等。女性如果铅中毒则容易造成不孕、影响胚胎的生长发育，如流产、胎儿死亡或胎儿发育迟缓、胎儿智力低下等。

### 铅污染途径

1. 大气：金属冶炼厂、化工厂等排放的含铅废气，汽车尾气等。

2. 饮用水：受污染的水源。

3. 食物：受铅污染的水产品和农作物等。

4. 农业化肥：废水污泥中含高浓度的铅，用做肥料会污染土壤和农作物。

5. 周边环境：空气中的大气铅尘和建筑涂料剥落的碎屑，容易再次进入人体。

**预防措施**

我国规定的生产车间内空气中铅浓度上限：铅烟为0.03毫克/米$^3$，铅尘为0.05毫克/米$^3$。劳动部颁发的《女职工禁忌劳动范围的规定》中：已婚待孕女职工禁忌从事铅作业，怀孕女职工禁忌从事作业场所空气中铅及其化合物浓度超过国家卫生标准的作业。

此外，还需要注意以下几点：

1. 尽量避免进入市中心汽车频繁出入的环境。

2. 尽量避免油漆装饰墙壁。

3. 不食含铅食品，如松花蛋、爆米花等，减少饮食摄入的铅。

4. 不要使用合金水壶、酒壶，不用着色的陶瓷锅具、面盆、碗碟等，不用塑料袋的着色面接触食品。

# 不能忽视汞及其化合物

汞通过胎盘进入血液循环，从而造成对胎儿的损害。在各种塑料、化工生产中用汞做催化剂，仪表、仪器用汞做填充剂，无机汞和有机汞化合物还用做杀虫剂、防腐剂和防霉剂。随着工业的发展，增加了汞进入环境的机会。汞及其化合物主要通过呼吸道进入人体。有机汞多是由于食用被其污染的食品经口进入。所以，备孕期间的男性、女性都要警惕汞及其化合物。

# 远离化学农药

研究发现，多种农药均有致畸和致突变倾向，女性在妊娠期和哺乳期应避免接触农药。

有机磷农药，如敌百虫、敌敌畏等，其毒性作用主要是抑制胆碱活性而引起神经功能紊乱。动物实验证实，有机磷制剂能影响精子的生成，并引起妊娠功能障碍。有机磷制剂可以通过胎盘直接作用于胎儿或抑制胎盘中酯酶活性并进而影响胎儿营养供给。所以，备孕期间的女性平时应尽量避免接触农药制剂。

# 避开电离辐射的隐形污染

放射线对女性怀孕和妊娠会产生一定影响。

一般来说，长期小剂量的辐射可引起基因突变，大剂量可以引起染色体畸变。小剂量放射线照射，可能会导致女性月经周期延长，照射剂量过大容易造成不可逆的损伤，进而导致不孕。

放射线可以影响女性妊娠，引起胚胎死亡或出生缺陷。而治疗剂量的放射照射是否对胚胎发育造成影响主要取决于受照射的剂量、受照射的胎龄及个体对辐射的敏感性。受照射剂量在250～300库伦／千克，妊娠4～11周接受照射，子代均出现严重畸形。其中，以中枢神经系统最易受影响。

## 家庭装修威胁优生

家庭装修带来的污染对优生是个很大的威胁。装修中含有苯、甲醛等物质，对人体健康损害极大，轻者可以造成呼吸道、消化道、神经系统、视力等的慢性损害及诱发高血压等心脑血管疾病。对女性来说，容易引起月经紊乱、不孕症；对已经怀孕的女性，容易导致妊娠综合征、影响胎儿正常发育、降低新生儿免疫力等。重者可以致癌，如肺癌、白血病等。所以，准备生育的夫妻，尽量不要住进新装修不久的房子，更不能住进用劣质材料装修的房子。

## 预防家中的隐形杀手

家庭环境中的一些污染危害人体健康，严重威胁优生，一定要尽可能除掉污染源。

| 无形杀手 | 危害 | 解决方法 |
|---|---|---|
| 烟雾杀手 | 有毒物质种类多，浓度高 | 安装抽油烟机，经常开窗换气，减少厨房劳作的时间 |
| 燃气杀手 | 容易出现燃气泄漏的可能 | 一旦有燃气泄漏，千万不要开关电灯等电器，如果室内燃气、空气的混合比正好在临界值上，就会发生爆炸。遇燃气泄漏，先关闭燃气总阀，打开窗户，再查看泄漏原因 |
| 餐具杀手 | 高压锅使用不当会爆炸；不锈钢餐具含有害微量元素 | 经常检查高压锅排气是否通畅，隔3个月换一次易熔片。不用碱性溶液清洗不锈钢餐具，避免金属溶解吸收入人体而威胁健康 |
| 热水杀手 | 高温的水可能损害人体健康 | 洗澡、洗衣时尽量不要用温度过高的水 |
| 油漆杀手 | 甲醛容易引起呼吸道炎症进而出现一系列不适 | 用湿布拖地、湿布抹家具，减少家具对人体的危害 |
| 服装杀手 | 干洗衣物使用剂的四氯乙烯，有致癌作用 | 干洗衣服不要立即穿上，应在室外晾一晾 |
| 荧屏杀手 | 电视机会产生一种叫"溴化二苯并呋喃"的有毒气体 | 看几小时电视后，要开窗通风 |

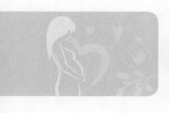

# 优生怀孕禁忌

## 孕前准备的夫妻慎用安眠药

计划怀孕的夫妻，应慎用各种药物，尤其是安眠药，因为，安眠药对男女双方不论是生理功能还是生殖功能都有损害。安眠药如安定、利眠宁、丙咪嗪等，作用于脑部，影响垂体促进性腺激素的分泌。男性服用安眠药可引起睾酮生成减少，导致阳痿、遗精以及性欲减退等，从而影响生育能力。而女性服用安眠药会影响下丘脑功能，引起性激素浓度的改变，容易导致月经期间无排卵高峰出现，并引起功能障碍，影响受孕能力。

如果出现失眠，最好通过加强锻炼、增加营养、调节生活规律、增强体质等方法来解决。

## 孕前4周禁止照射X线

如果在怀孕前4周内接受X线照射，很可能会发生问题，医学上用的X线虽然辐射量很低，但却能杀伤人体内的生殖细胞。因此，女性在怀孕前一段时间内不要接受X线照射。女性平时应尽量减少照射X线，怀孕前4周则应禁止照射X线。

## 常用电热毯容易影响男性的生殖功能

精子对高温环境非常敏感。一般条件下，阴囊温度应比体温低3℃以上，也就是34℃（正常体温约为37℃）以下，位于阴囊中的睾丸和附睾的温度也明显低于体温。这是保证精子生成和成熟的重要条件之一。

男性如果常用电热毯，处于高温环境中，可能使阴囊、睾丸和附睾的温度升高，从而影响精子的生成和成熟。因此，准备生育的男性不宜长期使用电热毯。

如果需要使用电热毯，要注意以下几点：

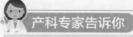
产科专家告诉你

**入睡前要合理安排生活**

平时合理安排好学习和工作的时间，晚上最好进行用脑量小的工作如洗衣服之类。在感到有倦意时，不可靠抽烟、喝浓茶来提神。睡前也不要喝太多水，可以喝杯热牛奶来帮助睡眠。

1. 睡前通电加热，入睡时即关上电源，不要通宵使用。

2. 常用电热毯的人要多喝水。

3. 在电热毯上铺上一层毛毯或被单，尽量避免电热毯与人体的直接接触。

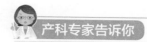

产科专家告诉你

**影响精子质量的其他习惯**

除了电热毯外，男性经常蒸桑拿、穿紧身牛仔裤，也会影响精子的生成。

## 剖宫产后2年内不宜怀孕

一般来说，如果剖宫产做子宫横切口，且无手术并发症，术后恢复良好，如果需要再次妊娠，应该在剖宫产术后2年以上。若再次妊娠没有新的产科指征出现，在具备良好的医疗设备，且有专职医师的密切观察和连续监护下，可以尝试自然分娩。但要注意，即便是剖宫产术后2年以上的孕妇仍然存在一定危险，妊娠期内原有的子宫疤痕可能自发破裂或因分娩时产力过强而破裂。

在剖宫产术后1年就再次妊娠者，其子宫疤痕破裂的可能性很大，即使不足月分娩，都有子宫疤痕破裂的危险。

因此，在剖宫产术后1年内应坚持避孕。如确因各种原因需要生育者，一定要在术后2年以上怀孕，妊娠后要定期做好产前检查。

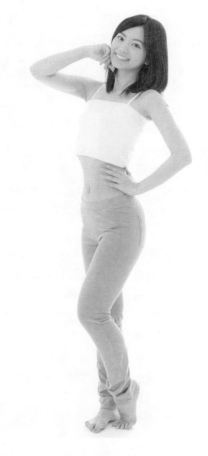

## 孕前避免预防接种

夫妻在准备怀孕的过程中，如遇上卫生部门为了某些流行疾病，要求进行预防接种的情况，就需要自己多加斟酌了。一般来说，备孕期间非必须注射的疫苗，建议尽量避免接种。即使是霍乱等死疫苗，一旦发生高热等免疫反应，也可能对胎儿造成影响。如果是风疹、麻疹等的病毒活疫苗，更应绝对避免。肝炎疫苗为基因合成疫苗，对胎儿多无损害，但孕期也仍应尽量避免接种。

但是，如果患了有生命危险的疾病时，譬如在流行病高发区密切接触患病者，或者被疯狗咬伤有发狂犬病的危险，以及可能发生破伤风等情况下，还是必须注射疫苗。

**备孕女性问：备育男性年龄越大孩子智商越低吗？**

产科医生答 婴儿智力低下的发病率有随备育男性年龄的增高而上升的趋势。从孩子智商方面考虑，一般认为，25~35岁是男性的最佳育龄，因为这个年龄段的男性正值青壮年期，除身体素质良好外，经济、事业都趋于稳定，养育孩子的物质条件优越，心理承受能力也较强。虽从一定程度上说男人可终身拥有性功能和生育能力，但男人的精子质量35岁后将有所下降。从优生角度看，还是以不超过35岁为好。

因此，还是应该做好人生规划，适时完成生儿育女这些人生大事。

**备孕女性问：如何判断室内装潢、装修及新购置的家具中是否含有有毒物质？**

产科医生答 可以参考以下症状：

① 清晨起床时，有无憋闷感、恶心，甚至感到头晕目眩。

② 同住家人是否经常感冒。

③ 在无烟的环境中，是否仍会感到嗓子不舒服，有异物感，呼吸不畅。

④ 家人同患一种疾病，离开此环境后症状消失，病情好转或痊愈。

⑤ 新婚夫妻长期不能怀孕，但原因不明。

⑥ 孕妇在正常怀孕过程中发生胚胎异常。

⑦ 盆养植物叶子发黄、枯萎、不易存活，特别是一些生命力旺盛的植物难以生长，而这些植物在原来的环境中是生长茂盛的。

⑧ 新居室内养的宠物猫、狗或热带鱼等不明原因死亡。

**备孕女性问：多吃水果，生出来的宝宝是不是就皮肤白？**

产科医生答 多吃水果，能够补充维生素，让肌肤变得白嫩，因此有些人认为备孕女性多吃些水果，以后宝宝的皮肤也会白白嫩嫩的。其实，这是没有科学道理的。

有些水果含糖量较高，过量摄入不仅会引起体重上升，还会增加肾脏负担。但水果可以为人体补充丰富的营养，备孕女性根据自己的情况，每天吃200~350克的适量水果，肯定是利大于弊的。比如便秘的女性可以每天吃根香蕉。水果还应注重搭配，如酸碱性搭配、温凉性搭配等。

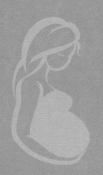

# 第 2 章

# 怀孕前6个月

## ——提早一步，完美一生

甜蜜的两人在看到别人的可爱宝宝时，是不是会怦然心动呢？那就自己努力生一个，为家中增加些欢声笑语。

如果你们已经定下要一个小宝宝的时间了，那现在就开始准备吧。对于大多数人，要小宝宝的经历一生只有一次，为了让这个过程更加完美，必要的准备是绝对值得的。将来，一个更加聪明健康的宝宝，就是最好的回报。

那么，就从计划要宝宝的这一刻开始准备吧！

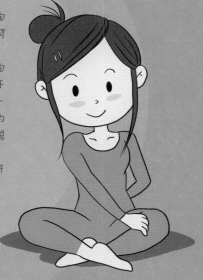

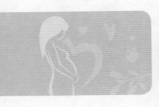

# 环境与生活起居

## 夫妻双方必须戒烟戒酒

烟对胎儿可能造成的影响：

1. 低体重儿，出生体重在2500克以下。

2. 胎儿烟草综合征、听力差、先天性心脏病。

3. 智力迟钝、痴呆和体格发育障碍。

4. 出生缺陷，无脑儿、腭裂、唇裂等畸形儿。

5. 男性吸烟，易形成精子畸形，致胎儿发生白血病、脑积水、心室瓣膜缺损、唇腭裂和尿道狭窄等。

夫妻有酗酒的情况，生出的宝宝可能出现体重过低、中枢神经发育障碍等，会有小头畸形、前额凸起、眼裂小、斜视、鼻孔超天、上口唇内收等面容，甚至会有四肢及心脏的畸形。

因此，计划怀孕的夫妻为了宝宝的健康，请远离烟酒吧。

## 特别要远离的工作环境

### 准备怀孕的女性要远离的工作

1. 会接触到有机溶剂，如四氯化碳、三氯乙烯、甲苯、二甲苯及脂肪块等的工作，这些有机溶剂容易导致生育能力下降，与自然流产、胎儿畸形也有一定的关系。

2. 干洗行业，因容易接触到氯乙烯、氯代炔等。

3. 制鞋厂，容易接触甲苯、正己烷、丙酮等有害物质。

4. 从事金属冶炼、农业及林业生产中的农药喷洒等工作。

5. 容易接触到汽油、苯、农药等的工作。

6. 金属工业，因常需接触许多有害的有机溶剂。

### 准备怀孕的男性要远离的工作

1. 接触农药的工作，容易使精子细胞内的脱氧核糖核酸（DNA）发生微妙变化，其妻子怀孕后流产概率比一般人高。

2. 接触重金属如铅、镉等的工作，容易影响精子的生成过程。

3. 接触氨甲嘌呤、棉酚二臭、氯丙烷、氯乙烯等工业化学品的工作，容易影响精子质量。

4. 接触化学药品的工作，不少化学药品，如雌激素、利舍平、氯丙嗪等都会影响精子的生存能力，增加畸形精子的数目。因此，在准备怀孕的丈夫不要滥用药物，也不要使用含雌激素的护肤品。

## 准备怀孕的白领女性工作须知

白领女性如果准备怀孕的话，就需要多注意周围的环境了。白领女性多在写字楼中，环境优雅，远离风吹日晒，但设备先进的现代化写字楼也存在各种污染源。因此计划怀孕的女性和准妈妈们要了解办公室中隐藏的"怀孕杀手"。

| 污染源 | 对怀孕女性的危害 |
| --- | --- |
| 电脑 | 电脑容易产生辐射，有可能对胚胎造成损害。所以，在计划怀孕时，应尽量远离电脑，或采取防护措施 |
| 电话 | 办公室内群发性感冒，腹泻等，常常是因为电话听筒残留细菌通过交叉使用而传播的。怀孕的女性应减少打电话的次数，经常用酒精擦拭听筒和键盘 |
| 空调 | 如果长久待在空调环境中，50% 以上有头痛和血液循环方面的问题，而且特别容易感冒。在空调房间里，室内空气流通不畅，负氧离子减少，所以，应该定时开窗通风，排放毒气。在怀孕期间，应每隔 2～3 小时到室外待一会儿，呼吸几口新鲜空气 |
| 复印机 | 复印机有静电作用，导致空气中产生臭氧，容易使人头痛和晕眩。复印机在启动时，还会释放一些有毒的气体，一些过敏体质的人会因此发生咳嗽、哮喘等。因此，怀孕女性要减少接触复印机 |
| 久坐 | 白领久坐容易造成血液循环不顺畅，也会引发妇科方面的疾病。久坐还会使血液循环受阻，抵抗力变差，导致多种妇科疾病，造成不孕 |

## 人工流产后最好3个月以上再怀孕

人工流产是一种人为的终止妊娠的手段，通过干扰正常妊娠，给母体带来一系列的生理变化，女性的身体和心理都会受到不同程度的损害，其中受损害最大的是生殖器官。女性流产以后，子宫等生殖器官需要一定时间的恢复和调整，如果在短时间内再次怀孕，由于子宫恢复不良，很容易出现一些并发症，如自然流产、胎儿发育不良、早产等。

短期频繁流产的女性，很容易造成习惯性流产。频繁人工流产还可能会引起宫颈粘连以及盆腔炎、输卵管阻塞等症状，这些都极容易导致不孕。

所以，女性在接受人工流产手术后3个月以后才可以再次怀孕。

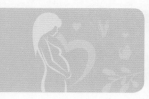

# 孕前坚持运动，
# 把身体状态调节到最佳

对于备孕女性来说，合理运动不仅有利于身体健康，还对输卵管、子宫以及卵巢等生育器官起到很好的保健作用。不仅会优化女性卵子，还会促进怀孕，并且为孕育宝宝打下坚实的基础。

备孕女性运动时需注意：运动量要一点一点增加，以让自己察觉微微疲劳为宜，在坚持锻炼的同时也要根据气候、天气的变化调整运动形式，一般来说，进行户外运动更好一些。

## 孕前运动的作用

对于正在备孕的女性来说，想要把身体调节到最佳水平，科学的运动是不可或缺的，备孕期女性进行适当、中等强度的运动，有很多好处：

**有助于孕期健康**

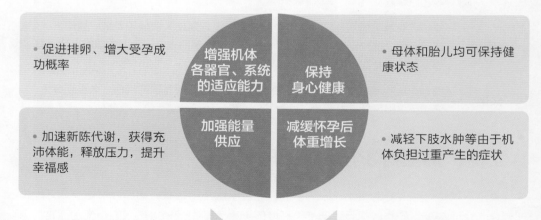

- 促进排卵、增大受孕成功概率

增强机体各器官、系统的适应能力

保持身心健康

- 母体和胎儿均可保持健康状态

- 加速新陈代谢，获得充沛体能，释放压力，提升幸福感

加强能量供应

减缓怀孕后体重增长

- 减轻下肢水肿等由于机体负担过重产生的症状

有助于生产
- 保持良好的肌肉力量，有利于分娩过程的顺利进行

有助于产后恢复
- 备孕期间养成良好的运动习惯可为产后恢复做准备

• 备孕期运动可提高身体素质，增强体能，增加肌肉弹性和力量，有这些做保证，孕期出现肌肉无力、腰背酸痛的可能性将大大减少。

• 运动可加强能量供应，加速新陈代谢，使体内的各种有毒物质通过体液快速排出，同时也有利于营养物质的消化和吸收。

• 运动可以释放压力，提升幸福感。使备孕中的夫妻保持心情愉悦，同时释放身心压力，更好地调节内分泌，有助于受孕。

## 运动要把握好度

中医学认为"久卧伤气、久视伤血、久坐伤肉、久行伤筋、久立伤骨"，即人体过度的安逸或者过度消耗都可能对脏腑气血造成损伤，进一步影响胎儿气血的调和。

备孕期间的运动，应遵循适度原则。如果你不能把握运动程度，可以咨询健身教练。

## 不运动就不能成功怀孕吗

运动既然这么重要，备孕时没有运动可以成功备孕吗？

不运动并非不能怀孕，但是通过备孕期的运动可以让备孕夫妻准备出更为健康的精子和卵子，成功受孕的概率将会增大，最终孕育出的孩子也会更加的健康和聪明。

 **产科专家告诉你**

**孕前运动有助于产后恢复**

备孕期的运动能够增强女性体质，进入孕期后如果继续坚持锻炼，不仅能控制好孕妈妈的体重，还能很好地控制胎儿的体重，促进自然分娩，提高母乳喂养的成功率，有助于产后自然瘦身。很多妈妈能够在生完宝宝半年内恢复到孕前的体重，这和她们从备孕到孕期的科学运动密不可分。

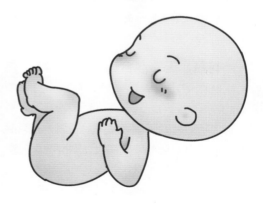

# 适合备孕女性的运动方式

适当的饮食和充分的运动能很好地帮助备孕中的女性远离疾病，但是，运动难以在短时间内收到明显效果，因此进行锻炼不能急于求成。

强健体魄的最佳方法是均衡运动，应该根据自己的身体状况来选择合适的运动项目，并坚持下去，一定能收到比较好的效果。运动可分为有氧运动和无氧运动。

### 有氧运动

有氧运动是指人体在氧气供应充分的情况下进行的运动，氧气摄入与消耗基本持平。它的特点是：运动强度中等、全身主要肌群参与、富有节律性，有氧运动包括慢跑、散步、游泳、瑜伽等。

### 无氧运动

无氧运动是指肌肉在缺氧的状态下高速剧烈的运动。无氧运动大部分是负荷强度高、瞬间性强的运动，所以很难长时间持续，而且疲劳消除的时间也慢。常见的无氧运动有赛跑、投掷、跳高、跳远、拔河、哑铃、杠铃等。

### 有氧、无氧混合运动

从医学角度讲，有氧、无氧混合运动是比较好的运动方式，有急有缓，有氧无氧交错进行更有助于增强体质。有氧、无氧混合运动较有氧运动强度稍大、糖酵解部分参与能量代谢。如可进行有针对性、强度适当的肌肉力量训练（缓解腰背痛等），可依据个人喜好进行选择，体操、球类运动对备孕期女性来说都是不错的选择。

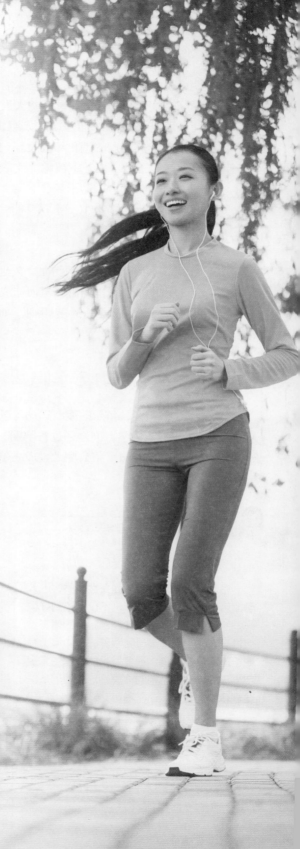

# 孕产专家推荐的运动建议表

| 月份 | Mon（周一） | Tue（周二） | Wed（周三） | Thu（周四） | Fri（周五） | Sat（周六） | Sun（周日） |
|---|---|---|---|---|---|---|---|
| 孕前6个月 | 有氧运动30分钟 轻松的散步 | 肌力训练10分钟 哑铃 | 有氧运动30分钟 步行 | 休息 | 有氧运动30分钟 室内自行车 | 肌力训练10分钟 哑铃 | 休息 |
| 孕前5个月 | 有氧运动35分钟 步行 | 肌力训练20分钟 哑铃 | 有氧运动35分钟 室内自行车 | 休息 | 有氧运动35分钟 步行 | 肌力训练20分钟 哑铃 | 休息 |
| 孕前4个月 | 有氧运动40分钟 步行 | 休息 | 有氧运动40分钟 步行 | 肌力训练20分钟 哑铃 | 有氧运动40分钟室内自行车 | 肌力训练20分钟 杠铃 | 有氧运动40分钟 登山 |
| 孕前3个月 | 有氧运动45分钟 室内自行车 | 休息 | 有氧运动45分钟 步行 | 肌力训练20分钟 哑铃 | 有氧运动45分钟 步行、跳绳 | 肌力训练20分钟 杠铃 | 有氧运动45分钟 登山 |
| 孕前2个月 | 有氧运动50分钟 步行 | 肌力训练30分钟 伸展运动、瑜伽 | 有氧运动50分钟 室内自行车 | 休息 | 有氧运动50分钟 步行 | 肌力训练30分钟 伸展运动、瑜伽 | 有氧运动50分钟 步行 |
| 孕前1个月 | 有氧运动60分钟 步行 | 肌力训练30分钟 伸展运动、瑜伽 | 有氧运动60分钟 室内自行车 | 休息 | 有氧运动60分钟 步行 | 肌力训练30分钟 伸展运动、瑜伽 | 有氧运动60分钟 步行 |

如果时间允许，除了计划表上明确标明的时间，还应尽可能多做些伸展运动。

# 备孕女性的每周运动建议

| 运动种类 | 效果 | 运动方式 | 运动次数 |
|---|---|---|---|
| 有氧运动 | 强化心肺和免疫功能，促进血液循环和新陈代谢，能使因月经不调造成的不孕不育不药而愈 | 步行、跑步、游泳、跳绳、登山、骑自行车 | 每周3~4次 |
| 肌力训练 | 强化肌肉，使肌肉得到锻炼 | 哑铃、杠铃、弹力带 | 每周2~3次 |
| 伸展运动 | 预防和治疗因血液循环不畅引发的各种疾病 | 伸展运动、徒手操、瑜伽 | 如果时间允许尽可能常做 |

## 备孕女性可通过数心率或脉搏判断运动强度

如果备孕期间身体状况良好，没有其他限制运动的相关疾病，在"安全第一"的原则下，逐渐增加运动量，避免突然、超负荷运动。可通过数心率或脉搏的方法，判定运动强度是否合适。

首先是计算运动目标心率范围：

最大运动心率（MHR）＝（220-年龄）次/分

运动目标心率的上限约为MHR×0.85，最低运动心率为MHR×0.60。因此目标心率范围为：MHR×0.60<目标心率范围<MHR×0.85。

例如，一位女性今年30岁，其最大心率为220-30=190次／分，因此，其目标运动心率在190×0.60=114次／分和190×0.85=161次／分之间。因此，对于30岁的人来说，目标心率为114~161次／分。

超过最大运动心率易造成危险，而低于最低运动心率，起不到良好的运动效果，因此，运动强度应控制在目标心率范围内。对于备孕期女性来说，建议目标心率上限不超过150次／分。经过一定的准备热身运动，运动正式开始5分钟后随即停止，数15秒钟即刻脉搏数，乘以4，即为每分钟心率。由此可以判断运动强度是否适宜。

## 使用RPE量表自测运动强度

RPE可以用来确定运动的强度。使用这种方法，在运动的时候可以通过个人主观评价疲劳感觉，并给出对应的数字，从而与运动强度相对应。

在RPE量表6~20的15个点上每一单数各有不同的运动感觉特征，这些运动感觉特征都具有相应的分值，将感觉所对应的数字乘以10之后，通常与达到该点的心率大体上是一致的。

若主观体力感觉等级表应用正确，则整个监控运动强度就非常准确。多次运动中对照RPE量表之后，RPE量表测量值会与实际的自我感觉更加一致，可提高准确性。建议备孕期间的运动强度在"吃力"以下，"轻松"之上。

## RPE（Rating of Perceived Exertion）-Borg主观感觉量表

| RPE | 主观运动感觉特征 | |
|---|---|---|
| 6 | | |
| 7 | Very very light | 非常轻松 |
| 8 | | |
| 9 | Very light | 很轻松 |
| 10 | | |
| 11 | Fairly light | 轻松 |
| 12 | | |
| 13 | Somewhat hard | 稍吃力 |
| 14 | | |
| 15 | Hard | 吃力 |
| 16 | | |
| 17 | Very hard | 很吃力 |
| 18 | | |
| 19 | Very very hard | 非常吃力 |
| 20 | | |

备注：自我评价应该客观，如果备孕女性有基础心肺疾病，评估时要注意安全。

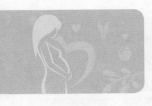

# 孕前为什么要排毒

　　毒素在人体内堆积，若不及时排出，大脑、肝脏及大肠等器官都会受到毒素危害。备孕阶段的女性，孕前如不注意排毒，会严重干扰优孕大计，还会影响胎宝宝的健康发育。

## 毒素易伤害到胎儿

　　胎宝宝最重要的生长环境——子宫，很可能通过血液运输等途径被毒素污染。虽然腹中宝宝看起来会有胎盘保护，应该不会受妈妈体内的毒素干扰。但是胎宝宝所需要的氧气和血液都要通过妈妈体内的脐带输送，并要从中吸收各种营养素才能健康发育，如果妈妈体内毒素堆积，脐带血中必然带有有毒物质，也必然会通过脐带传给胎宝宝。

## 毒素易引发妇科疾病

　　女人是气血养出的花朵，如果毒素堆积会导致很多妇科疾病的发生。比如，血淤会引发卵巢激素分泌失调：激素过高易导致子宫肌瘤、卵巢囊肿等疾病，激素过少又会引发月经不调、子宫寒冷、痛经等疾病，若是输卵管被"超重"的肠道挤压着，必定会影响卵子和精子的正常结合，引发不孕不育。毒素过多还可能引发盆腔炎、附件炎、宫颈炎等各种妇科病。

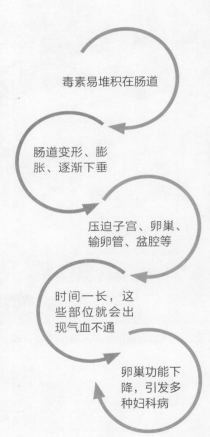

毒素易堆积在肠道

肠道变形、膨胀、逐渐下垂

压迫子宫、卵巢、输卵管、盆腔等

时间一长，这些部位就会出现气血不通

卵巢功能下降，引发多种妇科病

## 毒素易导致乳腺疾病

人体大部分的毒素会堆积在肠道内，使得肠道毒素成为人体的万病之源。而肠道内的有害病菌经过一系列的繁殖后，会产生大量致癌物质，如类激素，它会对人体的乳腺管造成直接的伤害，导致乳腺管不通、堵塞，从而引发乳腺小叶增生、乳房纤维瘤、乳腺癌等疾病。因此，要注意及时清理体内的毒素，避免引发乳腺疾病。

## 毒素易导致女性肾虚

肾乃人体先天之本，掌管着人类的生殖之精。而且肾脏有利尿排毒的功效，但体内若是堆积了过多的毒素，就会导致人体肾气不足，尤其会造成女性肾虚，还可能引发性冷淡、子宫寒冷等不良情况，对孕育宝宝也非常不利。

## 胎宝宝对毒素的免疫力低下

一般来说，毒素对胎宝宝影响最严重的时期是怀孕8~12周。这段时间，最容易被孕妈妈忽视，而怀孕后的前3个月，正是胎宝宝神经中枢和器官发育的关键时期，同时也是感染病毒最敏感的时期，若感染上病毒，可能会造成胎儿身体畸形、生长迟缓、器官功能障碍以及面部发育问题等各种情况。因此，备孕女性应先排毒，将身体调养到最好的状态再怀孕。

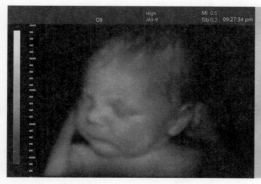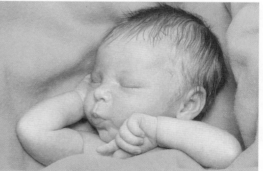

我喜欢住干净的"房子"，讨厌毒素。

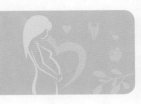

# 母体血液干净，
# 胎宝宝免疫力更强

## 血铅会严重伤害胎宝宝

铅中毒是国际公认的危害儿童智力和神经发育的"第一杀手"，孕妇体内如果血铅超标，会对胎宝宝造成先天性神经损伤，甚至还可能胎死腹中，或引发早产。对新生儿听觉、视觉的功能也有很大损害，而母体一旦血铅超标，胎宝宝必定被感染无疑，因为胎盘对血液中的铅毫无屏障作用，约90%的铅会通过胎盘传输给胎宝宝，导致胎宝宝先天性铅中毒。

## 孕前3个月最好查血铅

特殊职业的女性孕前3个月需查血铅，比如工作中接触铅，饮食生活中有过多接触铅的女性。如果在怀孕后才发现自己血铅含量超标，这时再进行干预性驱铅治疗，会对腹中的胎儿不利，所以孕前查血铅、排血铅是最佳时机，如果血铅含量高就要先排铅，直至血铅浓度在安全范围内再准备受孕。

## 日常生活如何排铅

铅在体内的含量是日益增多的，而目前将其完全排出体外的药物几乎没有，因此，备孕女性要在日常生活中注意排铅，可以使用下面的6种方法：

**1** 多食能促进排铅的食物，如猕猴桃、胡萝卜、虾皮、牛奶、木耳、绿豆、大蒜、绿茶、动物肝脏等。

**2** 少吃或不吃高铅饮食，如松花蛋、爆米花、彩色糖果、劣质罐头和饮料等。

**3** 蔬菜和水果食用前要洗净，能去皮的尽量去皮，减少农药中的铅残留。

**4** 注意卫生，勤剪指甲，多洗手，饭前换掉工作服。

**5** 少用护肤品，尤其是有美白功效的化妆品。

**6** 最好不要去空气污染严重的公共场所，特别不要在交通拥挤的地方和工业生产区逗留。

# 清除血液毒素，大蒜、橄榄油来帮忙

每一个人的血液中都会多少存在一些毒素，且无论是毒素的数量还是种类都是逐年增长的。血液毒素种类繁多，其中占总量比例较高的主要有坏胆固醇、甘油三酯、自由基等，而橄榄油、大蒜正是对抗这些血液毒素的克星。

**产科专家告诉你**

**备育男性也要查铅、排铅**

不仅孕妇体内含铅会影响胎儿，准爸爸体内血铅含量超标也会影响胎儿，因为铅对精子有致畸作用。特别是从事石油行业、冶金行业、蓄电池行业、装潢行业等易引发铅中毒的高危人群，更应该积极查血铅，这样才能为孕育出一个健康、聪明的宝宝多提供一份保障。

- 可降低坏胆固醇含量，增加高密度脂蛋白，即好胆固醇的含量。
- 好胆固醇可以将坏胆固醇铲除并运回肝脏，因而也能够帮助清理毒素。

含有 55%~83% 单不饱和脂肪酸

- 可以将甘油三酯排出体外，还具有极好的抗血液黏稠功能。
- 血液黏稠有很大的危害，黏黏糊糊的血液很难通过毛细血管，其中的"毒素"也会伤及血管壁。

含有 ω-3 脂肪酸

**橄榄油**

- 消除自由基、降低胆固醇和甘油含量、抑制血小板凝集的作用特别好。

多酚、维生素E、β-胡萝卜素

**大蒜含有的蒜素**

能在肝脏处阻止低密度脂蛋白和甘油三酯合成，从源头上抑制毒素形成。

蒜素能加速血液中甘油三酯过多时的分解速度，使其尽快排出。

蒜素能将已形成的低密度脂蛋白转移到需要它的组织里。

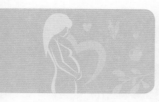

# 睡眠是孕前
# 最好的"滋补品"

女人睡眠质量好，自然皮肤更光滑有光泽，精气神更好，看起来更漂亮。在备孕期，除了健康的饮食和必要的运动外，充足的睡眠也必不可少，既可以帮助备孕女性排空毒素，还能让脸蛋更美丽，何乐而不为呢？

人体进入深度睡眠以后，身体放松下来，血液会集中到各个脏器，各脏器马不停蹄地工作，对自己的内部进行修复和补充，加快新陈代谢，使毒素排出体外，体质自然会增强。

每天规律作息，保证有8小时左右的睡眠时间，形成一套属于自己的生物钟，就很容易做到睡眠充足。

## 睡眠排毒时刻表

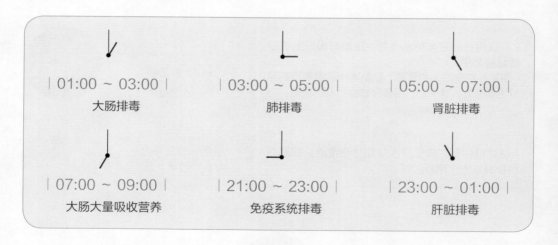

| 01:00 ~ 03:00 | 03:00 ~ 05:00 | 05:00 ~ 07:00 |
|---|---|---|
| 大肠排毒 | 肺排毒 | 肾脏排毒 |
| 07:00 ~ 09:00 | 21:00 ~ 23:00 | 23:00 ~ 01:00 |
| 大肠大量吸收营养 | 免疫系统排毒 | 肝脏排毒 |

## 午睡也不能放松

在下午上班之前的时间小憩一下，是为身体加油的好方法，有助于下午精力充沛地进入"战斗状态"。但是午睡也是有讲究的。午睡不要趴在桌子上睡，最好能到沙发上睡，没有沙发的，可以在办公室比较宽敞的地方备一张午休床，不用时折叠起来。午睡的地点最好选择安静的休息室和会议室。睡眠时间以15~30分钟为宜。如果醒来后无法马上清醒，可以慢慢站起来喝杯水再工作。

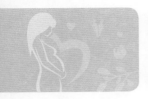

# 改善肠道活力，
# 不便秘不藏毒

## 拒绝"精打细算"，肠道需要适量粗膳食纤维

### 拒绝粗膳食纤维等于欢迎毒素定居

导致肠道内累积过多的毒素的主要原因应该是不合理的饮食习惯。随着生活水平的提高，饮食越来越精细，人们的主食中精加工的米、面食往往被作为首选，粗粮所占的比例却很小，而且蔬菜、水果也会选择口感细腻的，由此摄入体内的粗膳食纤维减少了很多。不摄入一定量的粗膳食纤维，肠道蠕动得不到刺激就会变得缓慢，致使粪便久久无法从肠道排出，形成便秘，毒素也因此大量蓄积在肠道。

### 饮食结构的天平向膳食纤维食物倾斜

肠道负担过重可能会增加育龄女性罹患乳腺及妇科疾病的风险，从而影响到未来的生育和哺乳。合理的饮食结构能为健康的身体打下良好的基础，想要拥有健康的肠道也是如此。在平时的一日三餐中，应保证饮食粗细、荤素合理搭配，特别是要多多进食富含膳食纤维的食物。由于所有动物性食物如鱼、肉、蛋、奶等几乎都不含膳食纤维，因此，想要补充膳食纤维应多摄入植物性食物。

具体可以这样操作：

**+**
**多食用：** 全麦制品，如全麦面包、全麦馒头、全麦面条等
**多食用：** 糙米、小米、玉米、高粱米、燕麦等与白米一起熬粥
**多食用：** 做米饭时掺进豆类，如红豆、芸豆、黄豆等；适当增加地瓜、土豆、芋头等薯类食物的比例

**少食用：** 精米精面制品，如普通面包、馒头、面条
**少食用：** 白米粥
**少食用：** 白米饭
**−**

## 坚持多喝水，给肠道洗洗澡

经过水的滋润，再污浊的东西都能清洗干净，肠道亦是如此。每天保证喝2000~2500毫升的白开水，是既健康又省钱的清肠方式。而如果坚持每天早晨起床后喝一杯温开水，相当于每天给肠道洗一次澡，冲洗润滑肠道、促进毒素排出的效果特别好。

# 让肠道清清爽爽的水果家族

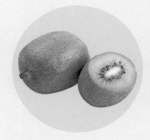

### 猕猴桃：有利于清洁肠道

猕猴桃富含微酸物质，可促进肠胃蠕动，加快毒素从肠道中排出；还含有膳食纤维和丰富的抗氧化物质，能够清热降火、润燥通便，减少粪便在体内的停留时间，预防和改善便秘。

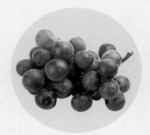

### 葡萄：帮助排毒

葡萄，尤其是深紫色的葡萄，有助于肠道内黏液的分泌，进而润滑食物残渣，对清除肝、肠、胃、肾中的垃圾有明显功效，并能帮助肝脏长期保持健康，加强排毒。

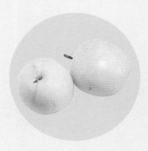

### 雪梨：清洁肠胃效果明显

雪梨含有丰富的膳食纤维，而膳食纤维正是清洁肠胃的好帮手，帮助排除便秘烦恼，因而排毒效果也特别好。另外，雪梨清甜爽口，如果刚吃完油腻荤腥的食物，吃点雪梨能消除口腔中的油腻感。

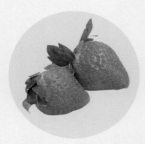

### 草莓：美白治便秘

草莓富含膳食纤维，可以助消化，令大便更通畅，使毒素没有机会在体内"扎堆"。如果吃过肉食之后，再吃些草莓，还能起到降低胆固醇的奇效，尤其适合无肉不欢的备孕女士。

# 适量多吃这些食物，护肠排毒效果好

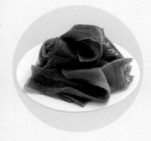

### 海带：润肠排毒

海带因为呈碱性，可以促进血液中甘油三酯代谢，具有润肠通便的作用。另外，海带属于低热量食物，含有丰富的膳食纤维，因而能加速肠道运动，促进毒素排出。

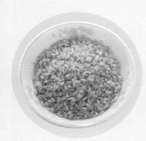

### 糙米：加快肠道益生菌的繁殖

糙米享有肠疏通"管道工"的大名，得因于糙米中含有丰富的B族维生素和维生素E，能促进血液循环，并源源不断地为肠道输送能量，加快肠道益生菌的繁殖，从而预防便秘，防止肠内毒素过多。

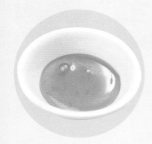

### 蜂蜜：为肠道提供良好的环境

常食蜂蜜不仅可以令脸部气色红润，还可以让肠道"和颜悦色"，蜂蜜有如此功效，是因为蜂蜜中所含的氨基酸、维生素，可帮助身体保持良好的循环状态。另外，蜂蜜中的镁、磷、钙等营养素也可为肠道提供良好的休息环境，还能起到调节神经系统的作用。

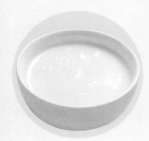

### 酸奶：保持肠内菌群平衡

酸奶中含有丰富的益生菌，益生菌是一种有益肠道的细菌，益生菌在肠道内繁殖，能协助肠道抵抗有害病菌的袭击。喝酸奶最好选择在两餐之间，这样能有效地保持肠内菌群平衡，促进营养物质在肠道内消化、分解。

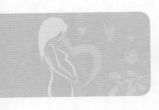

# 备孕女性体重攻略

女性皮下脂肪比较丰满，且相对集中于乳房、臀部和腹部。若皮下脂肪积累过多，不仅没有美感，而且易引发多种疾病，尤其是育龄女性，更应重视肥胖对生育的影响。

## 看看自己是否肥胖

### 体重指数法

BMI（身体质量指数）=体重（千克）÷身高（米）$^2$

| 等级 | 轻体重 | 健康体重 |
| --- | --- | --- |
| BMI 值 | BMI<18.5 | 18.5≤BMI<24 |
| 等级 | 超重 | 肥胖 |
| BMI 值 | 24≤BMI<28 | BMI≥28 |

### 肥胖的三围指数标准

胸腹标准

计算公式：胸围（乳头上2cm圆周）－腰围（肚脐水平圆周）

| 10cm<胸腹指数≤15cm | 轻度肥胖 |
| --- | --- |
| 5cm<胸腹指数≤10cm | 中度肥胖 |
| 胸腹指数≤5cm | 重度肥胖 |

腰围标准

测量：双脚分开与肩同宽，使体重均匀分配。将软尺紧贴皮肤，但不要勒紧，数值精确到0.1cm。

| 男性≥85cm | 肥胖 |
| --- | --- |
| 女性≥80cm | 肥胖 |

腰臀比例标准

| 男性>0.8cm | 肥胖 |
| --- | --- |
| 女性>0.9cm | 肥胖 |

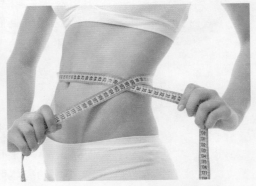

测量位置在髂前上棘和12肋下缘连线的中点处。

## 居家超有效瘦身操

肥胖不但影响美观，还大大影响身体素质，容易诱发各类疾病。对于准备要宝宝的准爸妈来说，超重还是影响怀孕优生的重要因素。下面的方法简单易行，且经多人亲身试验，效果非常明显，只要你能坚持，肥胖的烦恼就会一点点消失的。

### 抬腿运动

**功效** 提臀，使腰部变得结实，减少下腹部和胃部赘肉。

**动作** 1.仰躺在床上，两腿并拢慢慢抬起（图①），抬到与身体呈90°时慢慢放下。注意，膝盖不能弯曲，肩膀和手臂也不能用力。

2.在脚离床40厘米左右位置停下来（图②），保持1分钟。反复做10次。

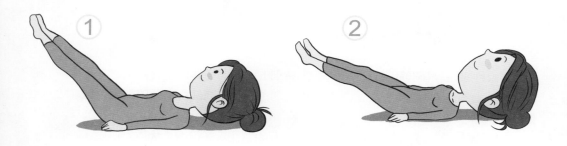

### 仰卧起坐

**功效** 消除腰部和腹部脂肪。

**动作** 1.身体平躺在床上，双腿并拢，双膝稍弯，双手抱头并吸气（图①）。

2.将身体慢慢抬离床面，直至上身坐起（图②）。

3.将身体慢慢放平于床面（图③）。反复做20次。

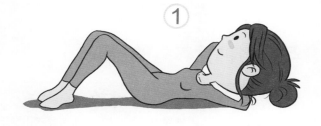

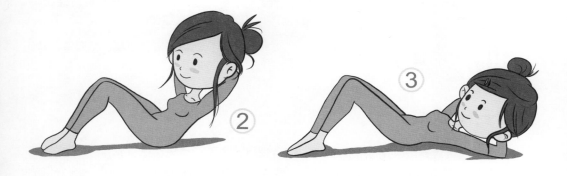

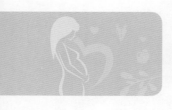

# 营养饮食方案

## 调整不当的饮食结构

对女性来说，怀孕和分娩是一个非常特别的时期。在体内孕育新生命，是体力、心理和精神上的巨大考验，这就需要补充更多的营养物质充实所需要的能量，保证胎儿生长所需。

**营养状况一般的女性** 最好从孕前6个月开始，注意多摄取含优质蛋白质、脂肪、矿物质、维生素和微量元素丰富的食物，其中要注意钙、铁、碘、维生素A和维生素C的摄入，多吃些水产品、骨头汤、瘦肉、动物肝和肾、新鲜蔬菜和水果等。

**体质瘦弱、营养状况差的女性** 孕前开始增加营养的时间要更早一些。除了上述的营养内容要足够外，还应注意营养要全面，不偏食、不挑食，搭配要合理，讲究烹调技术，还应多注意更换口味，循序渐进，不要急于求成，将身体调至最佳状态。

**身体肥胖、营养状态较好的女性** 不需要更多的增加营养。但是，优质蛋白质、维生素、矿物质、微量元素的摄入仍不能少，要注意控制含脂肪和糖类较高的食物。

## 孕前各种营养素的摄取

| 营养素 | 好孕功效 | 富含的食物 |
| --- | --- | --- |
| 维生素E | 被称为"生育酚"，含有酚的化学结构，是生育的催化剂 | 绿叶蔬菜，种子胚芽如麦芽、花生、芝麻等 |
| 维生素C | 精子的保护伞，能使成年男性的精子免受有害物质引起的基因损伤 | 橘子、鲜枣、猕猴桃、菜花、草莓、蒜等 |
| 叶酸<br>（非常重要） | 能降低畸胎发生率 | 动物肝脏、甜菜、花椰菜、绿叶蔬菜、水果等 |

## 科学安排饮食

孕前的饮食应参照平衡膳食的原则，结合受孕的生理特点进行饮食安排。

1.供给充足的热量。每天在正常成人需要的2400千卡的基础上，再加上一部分供给性生活的消耗，同时为受孕积蓄一部分能量，为受孕和优生创造条件。

2.供给充足的优质蛋白质。男女双方最好在每天的饮食中摄取优质蛋白质40~60克，以保证受精卵的正常发育。

3.供给充足的脂肪。脂肪是机体热量的主要来源，其中必需脂肪酸是构成机体细胞组织不可缺少的物质。增加优质脂肪的摄入，有利于怀孕。

4.供给充足的无机盐和微量元素。怀孕期间，女性对各种维生素和矿物质的需求都有所增加，宝宝的成长也需要这些营养素，而且营养素之间有协同作用。如维生素C能增加铁的吸收率，叶酸与维生素$B_6$、维生素$B_{12}$可协同预防先兆子痫，维生素D调节体内钙的吸收等。所以，怀孕期间最好能补充复合维生素。钙、铁、锌、铜等对构成骨骼、造血、提高智力、维持体内代谢的平衡有重要作用，应注意多补充。

5.纠正不良的生活习惯。一些习惯如偏食、挑食、过度节食、抽烟喝酒等不良习惯，都容易引起某些微量营养素的失衡。

6.控制营养的摄入，避免能量过剩。孕期和哺乳期的女性所需要的维生素、矿物质和微量元素大约增加近1倍，但对能量的需求仅增加了15%。因此，如果单纯靠超过平时80%的数量摄入，虽然能满足维生素、矿物质的需求，但也增加了80%的糖类和脂肪，造成能量过剩，容易引起肥胖。

## 准爸爸的营养建议

1.改变口味重的习惯。男性如果长久地摄入过多的盐分，容易引起高血压，更会损害心、脑、肾等一系列器官，对优生优育十分不利。建议成人每日摄入盐量应不超过6克，其中包括各种调味品如酱油、咸菜、味精等中摄入的盐量。

2.吃饭七分饱。吃得过饱、暴饮暴食等容易造成消化不良，加重胃、肠、肝、脾、胆等消化器官的负担，也会多多少少影响到精子的质量。

3.孕前要节制能量饮料和酒的摄入。大部分的能量饮料中含有大量的咖啡因和牛磺酸，会对心脏功能和血压造成影响，从而影响优生优育。长期过量饮酒容易引起高脂血症，血中的甘油三酯和低密度脂蛋白浓度也会升高。此外，长期饮酒还会引起营养缺乏，对肝脏不利，对生育能力的危害尤甚。啤酒含有甲醛，容易导致畸形儿，故生育前最好少饮啤酒。

4.合理摄入优质蛋白质。优质蛋白质与胎儿健康的关系十分密切，它是体内各种酶和某些激素的主要构成原料，还可通过葡萄糖的异生作用转化为糖，因此，对人体十分重要。夫妻孕前要合理摄入优质蛋白质，这是优生优育的一个基础法则。

### 产科专家告诉你

**备孕夫妻一日饮食推荐量**

夫妻两人每天摄入肉类150~200克，鸡蛋1~2个，豆制品50~150克，蔬菜500克，主食400~600克，植物油40~50毫升，坚果类食物20~50克，牛奶500毫升。

# 一定要吃的补精食物

有一些食物可以提高精子质量，增加精子数量，适当食用还可以提高准爸爸的男性魅力。

| 食物 | 补精功效 | 食用宜忌 | 图片 |
|---|---|---|---|
| 枸杞子 | 补肾益精，养肝明目。对因肝肾阴亏而引起的腰膝酸软、头晕目眩、遗精等有很好的疗效。能够明显增强性功能 | 由于它温热身体的效果相当强，正在感冒发烧、身体有炎症、腹泻的人不宜食用 | |
| 香蕉 | 中医学认为，香蕉能清热解毒，通血脉，增精髓。香蕉中富含镁，镁可以增强精子的活力，提高男性的生育能力 | 香蕉性寒，故脾胃虚寒、胃痛、腹泻者应少食，胃酸过多者最好不吃 | |
| 羊肾 | 补肾，益精。主治固肾虚劳损所致的腰脊冷痛、足膝痿弱、耳鸣、耳聋、阳痿、滑精、尿频等症。能有效增强性功能，改善性趣不足 | 由于羊肾能够明显增强性欲，所以不宜经常食用 | |
| 桑葚 | 桑葚是桑树的果实，又叫桑果。补肝，益肾，滋液。主治肝肾阴亏引起的各种症状 | 脾胃虚寒、腹泻者不宜食用 | |
| 牛肉 | 中医学认为，牛肉有补中益气、和胃健肺、强筋健骨的功效。牛肉中的锌含量丰富，而锌不但是构成精子的重要元素，还和精子的产生过程密切相关 | 牛肉不宜常吃，以一周一次为宜。患有感染性疾病、肝病和肾病的人要慎食 | |
| 牡蛎 | 牡蛎中锌的含量是目前所知的天然食物中最为丰富的，是天然的补精良药 | 皮肤病患者忌食。脾胃虚寒、慢性腹泻者不宜多吃 | |
| 鹌鹑 | 具有补中益气、强筋骨、补血填精的功效。对肾精不足引起的腰膝酸软、夜尿频多、阳痿、早泄等作用显著 | 感冒期间不宜食用。不宜与猪肉同食 | |
| 鳙鱼 | 俗称胖头鱼，具有温肾益精、补脾暖胃的功效。特别适合肾阳不足的人 | 鳙鱼性热，容易上火的人少食 | |
| 甲鱼 | 有益气填精、滋阴养血之功效，对肝肾阴虚者特别有益 | 偶尔食用，不宜常食。食欲不振、消化不良、脾胃虚寒者慎食。肝炎患者不宜食用 | |

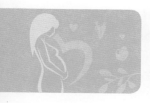

# 要优生，
# 孕前检查不可少

## 孕前检查是送给宝宝的第一份保险

有些女性虽然怀孕前月经很正常，平时身体也无明显异常，但怀孕后会出现了胚胎停育。从医学上讲，有很多疾病的症状是不明显的，但在怀孕后可能会影响胚胎的生长发育。比如弓形虫、风疹病毒、巨细胞病毒、单纯疱疹病毒以及其他病毒感染极易引起胚胎畸形。因此，备孕夫妻孕前一定要做相关检查。健康的宝宝需要夫妻双方共同努力，我们的目标不只是成功怀孕，更要母婴健康。

## 错过了孕前检查也不要怕

有一部分备孕夫妻因为不了解孕前检查或嫌麻烦，或者其他原因而没有进行孕前检查，还没有确定身体状况是否适合怀孕，宝宝就悄然来临。这时也不要过分担心，因为从怀孕到分娩，孕妈妈还要做大大小小的各种产检，到时千万不要再错过了。

## 孕前检查不能用婚前检查代替

婚前检查是指结婚前，对男女双方进行常规体格检查和生殖器检查，以便发现疾病。需要注意的是，不能以为婚前检查过关就不用做孕前检查了。孕前检查基本上可以涵盖婚前检查的内容，如体格检查、妇科生殖器检查、慢性疾病检查等，而血液、染色体等可以排除女性病毒感染、男性染色体平衡异位的检查项目，婚前检查中是没有的。

此外，很多新婚夫妇由于各种原因，婚后并没有马上要小孩。夫妻俩在婚检时一切正常，但到妻子怀孕时往往已间隔了

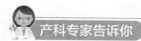

**产科专家告诉你**

### 孕前检查挂什么科

一般只要去医院的导医台咨询一下，就可以知道挂哪一科了。有些医院还专门设立孕前检查专科门诊，专门提供孕前检查服务。也有些医院会把孕前检查设在内科，而有的医院会把孕前检查设在妇科或计划生育科。不同的医院有不同的规定，最好先到医院导医台进行详细询问再排队挂号，以免浪费精力，耽误检查时间。

一段时间，此时，夫妻俩的身体状况已发生了变化。有些孕妇查出问题时已到了妊娠晚期，保胎还是引产，往往进退两难。所以，最好在孕前进行全面检查。

## 备孕女性孕前常规检查

| 检查项目 | 检查内容 | 检查目的 | 检查方法 | 检查时间 |
|---|---|---|---|---|
| **身高体重** | 测出具体数值，评判体重是否达标 | 如果体重超标，最好先减肥，调整到正常范围 | 用秤、标尺来测量 | 怀孕前1个月 |
| **血压** | 血压的正常数值：收缩压 <140mmHg 舒张压 <90mmHg | 怀孕易使高血压患者血压更高，甚至引起妊娠期子痫，威胁准妈妈的生命安全 | 血压计测量 | 怀孕前3个月 |
| **血常规血型** | 白细胞、红细胞、血红蛋白、血小板、ABO 血型、Rh 血型等 | 是否患有贫血、感染等，也可预测是否会发生血型不合 | 静脉抽血 | 怀孕前3个月 |
| **尿常规** | 浊度、尿色、尿比重、酸碱度、白细胞、亚硝酸盐、尿蛋白、葡萄糖、酮体、尿胆原、尿胆红素、红细胞等 | 有助于肾脏疾病的早期诊断，有肾脏疾病的女性需要治愈后再怀孕 | 尿液检查 | 怀孕前3个月 |
| **生殖系统** | 通过白带常规筛查滴虫、真菌感染等炎症疾病以及淋病、梅毒等性传播疾病，通过B超等检查了解有无子宫肌瘤、卵巢囊肿、宫颈病变等 | 如患有性传播疾病、卵巢肿瘤及影响受孕的子宫肌瘤，需先彻底治疗再怀孕 | 阴道分泌物、宫颈涂片及B超检查 | 怀孕前3个月 |
| **血液生化检查** | 包含肝肾功能、血脂等 | 肝肾患者怀孕后可能会加重病情，导致早产 | 静脉抽血 | 怀孕前3个月 |
| **口腔** | 是否有龋齿、未发育完全的智齿及其他口腔疾病 | 怀孕期间，原有口腔隐患易加重，会影响胎儿的健康。口腔问题要在孕前解决好 | 口腔检查 | 怀孕前3个月 |

# 备孕女性孕前特殊项目检查

| 检查项目 | 检查目的 |
|---|---|
| 乙肝病毒抗原抗体检测 | 乙肝病毒可以通过胎盘引起宫内感染或者通过产道引起感染，会导致宝宝成为乙肝病毒携带者，做此项检测可让备孕女性提早知道自己是否携带乙肝病毒 |
| 糖尿病检测 | 备孕女性怀孕后会加重胰岛的负担，可能会出现严重并发症，因此备孕女性要做空腹血糖检测，必要时还须进行葡萄糖耐量试验等检查 |
| 遗传疾病检测 | 为避免下一代有遗传疾病，备孕夫妻有一方有遗传病史要进行相关检测 |
| Rh 溶血检查 | 当备孕女性有不明原因流产史或二孩妈妈的血型为 Rh 阴性，丈夫血型为 Rh 阳性，应该检测有无抗体生成 |
| 优生五项检查 | 检查备孕女性是否感染弓形虫、风疹病毒、巨细胞病毒、单纯疱疹病毒以及其他病毒，备孕女性一旦感染这些病毒，极易引发流产、死胎、胎儿畸形、先天智力低下、神经性耳聋等 |
| 染色体检查 | 检查备孕女性是否患有克氏征、特纳氏综合征等遗传疾病及不孕症 |

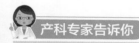

**产科专家告诉你**

### 孕前要治愈痔疮

孕前必须治愈痔疮，因为女性怀孕后分泌的激素易使血管壁的平滑肌松弛，增大的子宫压迫腹腔的血管，会使原来的痔疮加重，或出现新的痔疮。

预防和治疗痔疮要从生活细节做起。合理饮食，少食多餐，避免吃辛辣等刺激性食物。注意肛门局部清洁，每天还可按摩肛周组织3~4分钟。避免久坐，每天有意识地进行3~5次提肛运动。

### 提肛运动

1.两腿分开，与肩同宽，双臂放松，深吸一口气。

2.思想集中，收腹，慢慢呼气，同时向上收提肛门，屏住呼吸并保持收提肛门2~3秒，然后全身放松。

3.静息2~3秒后，再重复上述动作。如此反复10~20次。

# 备育男性检查项目

| 检查项目 | 检查目的 |
|---|---|
| 血常规检查 | 有无病毒感染、白血病、败血症、贫血等 |
| 血糖检查 | 是否患有糖尿病 |
| 血脂检查 | 是否有高脂血症 |
| 肝脏相关检查 | 肝功能是否受损，是否有急（慢）性肝炎、肝癌等肝脏疾病 |
| 肾脏相关检查 | 肾脏是否受损、是否有急（慢）性肾炎、尿毒症等疾病 |
| 内分泌激素检查<br>（男科疾病者进行检查） | 体内性激素水平 |
| 精液检查<br>（男科疾病者进行检查） | 了解精液是否有活力或者是否少精、弱精。如果有少精、弱精，则要注意补充营养，并戒除不良生活习惯，如抽烟、酗酒、穿过紧的内裤等 |
| 泌尿生殖系统检查 | 是否有隐睾、睾丸外伤、睾丸疼痛肿胀、鞘膜积液、斜疝、尿道流脓，是否有泌尿生殖系统手术史，综合评价对下一代的健康影响如何 |
| 传染病 | 如果未进行体格检查或婚检，那么梅毒、艾滋病等传染病筛查也是很有必要的 |
| 全身体格 | 全身检查及生育能力评估 |

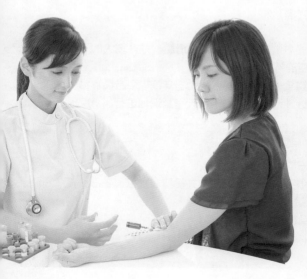

## 产科专家告诉你

### 孕前检查可预防畸形儿

孕前检查是预防畸形儿出生的有效手段。孕前接受检查，能查出孕后难以查明或治疗的各种疾病，从而把畸形儿出生的风险降到最低。

在接受检查时，应当与主治医生尽可能详细地沟通，特别是本人既往病史，以及家族遗传病史等情况，应当向主治医生特别说明，这样才能更好地预防畸形儿的产生。

## 口腔检查

### 雌激素会加重口腔问题

在孕期，孕妈妈雌激素迅速增加，免疫力降低，牙龈中的毛细血管会出现增生，血管的通透性增强，牙周组织变得更加敏感，原有的口腔问题会加重，此时，有些以前没有口腔问题的孕妈妈可能也会患口腔疾病。

### 口腔有问题不利于胎宝宝发育

由于怕影响胎宝宝，孕妈妈即使牙疼也不敢吃药，只能强忍着，心里特别烦躁，饭也不能好好吃。而孕妈妈的心情、营养摄入都会影响胎宝宝的生长发育，而且孕期口腔问题有产生畸形儿、流产的风险，还会引发早产或导致新生儿低体重。因此，备孕女性最好在孕前解决口腔问题。

### 孕前口腔检查避免孕期口腔疾病

孕前口腔检查主要包括对牙周病、龋齿、冠周炎、残根、残冠等的检查。最好能洗一次牙，把口腔中的细菌去除掉，确保牙齿的清洁，保护牙龈，避免孕期因为牙菌斑、牙结石过多而导致牙齿问题。需要注意的是，如果男性患有牙周炎，也会影响精子质量，所以备育男性也要做好口腔检查。

### 孕前必须治疗的口腔疾病

| 检查项目 | 检查目的 |
| --- | --- |
| 牙周病 | 孕期牙周病越严重，发生早产和新生儿低体重的概率越大。怀孕前应消除炎症，去除牙菌斑、牙结石等局部刺激因素 |
| 龋齿 | 怀孕会加重龋齿的症状，孕前未填充龋洞可能会发展至深龋或急性牙髓炎，剧痛会令人夜不能寐。而且孕妈妈有蛀牙，宝宝患蛀牙的可能性也很大 |
| 阻生智齿 | 无法萌出的智齿上如果牙菌斑堆积，四周的牙龈就会发炎肿胀，随时会导致冠周炎发作，甚至会出现海绵窦静脉炎，影响孕期健康 |
| 残根、残冠 | 如果孕前有残根、残冠而未及时处理，孕期就容易发炎，出现牙龈肿痛。应及早治疗残根、残冠，或拔牙，或补牙，以避免孕期发炎引起疼痛 |

# 优生五项（TORCH）检查

鉴于有些病毒会对女性和婴儿造成伤害，为了优生的目的，专家倡议女性在怀孕前做一个病毒抗体检查，也就是所谓的优生五项检查。

把这5种病毒的英文名称的首字母组合起来，就是TORCH。

之所以需要特别检查TORCH这几种病毒，是因为母体感染这几种病毒后，不会表现出特别的症状。一旦怀孕，这些潜伏的病毒对胎儿有极大的危害：孕早期，容易造成流产和胚胎停育；孕后期，容易导致流产或胎儿先天缺陷及发育异常。

TORCH检查之所以被称为"优生五项"，说明该检查与胎儿的优劣有密切关系，因此该项检查应当安排在孕前进行。若在孕前查出问题，可以有充分的时间调整。如果怀孕后查出问题，则会给治疗增加难度。

**孕妈问**

**孕前检查时穿什么衣服？**

产科医生答 孕前检查时，宜选择穿脱方便的服装、鞋袜，宜穿棉布内衣，勿穿带有金属纽扣的衣服、文胸；请摘去项链、手机、钢笔、钥匙等金属物品。怀孕及有可能怀孕的女性受检者，请先告知健检服务人员，不做X光检查。

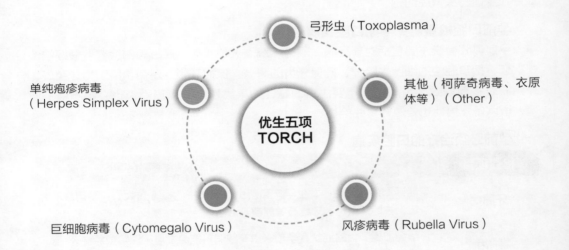

弓形虫（Toxoplasma）

单纯疱疹病毒（Herpes Simplex Virus）

优生五项
TORCH

其他（柯萨奇病毒、衣原体等）（Other）

巨细胞病毒（Cytomegalo Virus）

风疹病毒（Rubella Virus）

**产科专家告诉你**

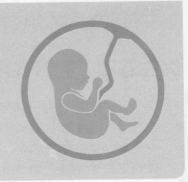

**TORCH病毒感染对胎儿的危害**

◇ 弓形虫会引起胎儿脑内钙化、小脑积水；
◇ 柯萨奇病毒可致胎儿宫内感染和畸形；
◇ 衣原体感染可导致早产、围产儿死亡、婴儿猝死综合征；
◇ 风疹病毒会引起胎儿白内障、心脏畸形；
◇ 巨细胞病毒会引起胎儿小头畸形、脑内钙化；
◇ 单纯疱疹病毒会引起胎儿角膜结膜炎、皮肤水疱。
这些感染中，以风疹病毒感染最常见且危害最大。

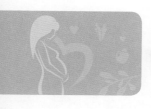

# 遗传咨询不可忽视

## 孕前为什么要进行遗传学咨询

虽然现在畸形儿的出生率比较低，但每对夫妻都有生畸形儿的可能。备孕女性应事先做好遗传学咨询，了解生畸形儿的可能性有多大。如果女方年龄超过35岁，夫妻一方有遗传病，女方有2次或2次以上自然流产史或致畸药物接触史，进行遗传学咨询则尤为重要。

**遗传学咨询可以解决的问题**

| | | |
|---|---|---|
| 可以了解如果夫妻一方有遗传病或先天畸形，后代的发病概率有多大 | 可以了解如果已经生育过一个遗传病患儿，下一胎的患病概率有多大 | 可以对先天性智力低下的夫妻所生育的后代进行智力发育预测 |

## 遗传学咨询应在什么时候做

### 婚前检查咨询

进行遗传学咨询，宜早不宜迟。知道自己的家族中有遗传病史，应在婚前检查中如实告诉医生并进行咨询，以便通过对双方染色体的检查来判断婚后生育畸形儿的概率。

### 孕前咨询

夫妻双方中一方有遗传病家族史或已生过一个先天性畸形儿的，应在准备怀孕前去咨询。有的遗传病与环境、季节有关系，医生会对何时怀孕较有利提出具体意见；有些遗传病要在孕前进行必要的治疗，服用的一些药物可能会对胎儿发育不利。

### 孕早期及时咨询

怀孕后应在1~2个月时去咨询，最晚不要超过3个月。孕早期咨询，医生可以通过询问病史，做必要的检查来判断胎儿是否正常。如果正常，仍需要继续观察胎儿发育情况；如果异常，早期流产手术对孕妈妈身体的影响会小些。

# 必须进行遗传学咨询的夫妻

| 夫妻类型 | 原因分析 |
| --- | --- |
| 35 岁以上的高龄产妇 | 年龄越大，卵子越老化，发生染色体错位的概率就越高，生育出染色体异常患儿的可能性也就会相应增加 |
| 夫妻一方为平衡易位染色体携带者 | 如果通过染色体检查，查出夫妻一方是平衡易位染色体携带者时，可以考虑在妊娠后进行产前遗传学诊断，防止患病儿出生 |
| 有习惯性流产史的女性 | 有习惯性流产史的女性体内染色体异常的概率比一般人高出几倍，如果女性有连续流产史，胎儿就会从亲代那里继承缺陷基因，患遗传病的可能性大大增加 |
| 已生育过先天愚型和常染色体隐性遗传病患儿的女性 | 已生育过先天愚型患儿的女性，其下一胎患先天愚型的概率增加。已经生育过一个常染色体隐性遗传病患儿如白化病、先天性聋哑、侏儒症等的女性，下一胎患病的概率为 25% |
| 女性为连锁疾病（如血友病）患者 | 生出的男宝宝全部是该病的患者，女宝宝则是该病基因的携带者 |
| 夫妻一方经常接触放射线或化学药剂 | 放射线和化学药剂对优生的影响较大，从事这一行业的夫妻应向专家具体咨询 |

## 什么是伴性遗传病

伴性遗传病就是伴随性染色体异常的遗传病，是与性别有关的遗传性疾病。目前人类共有190多种伴性隐性遗传疾病，如白化病、色盲、肾源性尿崩症等；有10多种伴性显性遗传疾病，如佝偻病、遗传性慢性肾炎等。

伴性遗传病的遗传是有科学规律的，隐性遗传多数是母传子，显性遗传全为父传女。

## X伴性显性遗传病

一些性状或遗传病的基因位于X染色体上，其性质是显性的，这种遗传方式称为X伴性显性遗传，这种疾病称为X伴性显性遗传病。

X伴性显性遗传病发病存在性别差异，虽然不管男女，只要存在致病基因就会发病，但因显性致病基因在X染色体上，女性有两条X染色体，故女性的发病率高于男性。

因此，从优生优育的角度出发，对于有伴性遗传病病史的夫妻除了常染色体显性遗

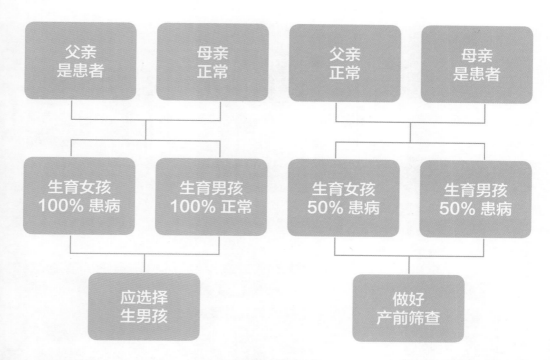

传病产前检查外，还应做性别鉴定（超声波检查、性染色体检查等），选择胎儿性别，可预防遗传病发生。

## X伴性隐性遗传病

X伴性隐性遗传病是由位于X染色体上的隐性致病基因引起的。X伴性隐性遗传病发病存在明显的性别差异。

携带者表现正常，外表看不出来，因此在X伴性隐性遗传病家系出生的女孩，待结婚怀孕后须接受产前检查，根据产前检查结果选择性别生育。

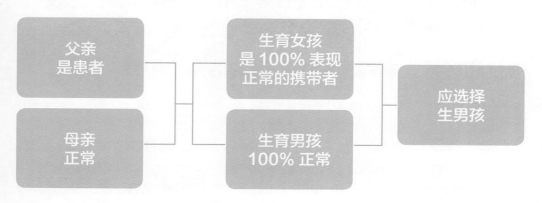

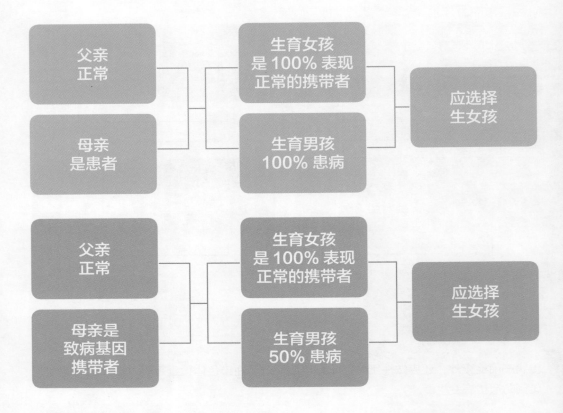

## Y伴性遗传病

Y伴性遗传病的致病基因位于Y染色体上，X染色体上没有与之相对应的基因，所以这些基因只能随Y染色体传递，由父传子，子传孙，如此世代相传。因此，被称为"全男性遗传"。

到目前为止，仅发现Y伴性遗传病10余种，这主要是因为Y染色体很小，其上的基因有限的缘故。这类遗传病没有显、隐性的区别，只要Y染色体上有致病基因的男子，就会发病。因此，可以经由产前检查，生育女宝宝为好。

## 遗传和环境，影响多基因遗传病的两个因素

遗传因素决定了胎儿或者婴儿个体是否易于患病，而环境因素对发病也起到重要的诱发作用，所以，准爸爸妈妈一定要注意选择和维护好育儿环境。

有些遗传病的遗传基础不是受一对基因的影响，而是受多对基因影响而产生的遗传病，这类遗传病称为多基因遗传病（也可简称多基因病）。这类遗传病除了基因作用外，还受环境因素的影响。多基因遗传病是遗传因素和环境因素共同作用的结果，因

此，积极预防非常重要。

从遗传因素预防：

1. 严禁近亲婚配，尤其有多基因遗传病的家族成员间更不能近亲婚配。

2. 遗传度高、病情严重、家族中发病人数多的多基因遗传病家族不能与类似情况的家族成员结婚。

3. 多基因遗传病高发家庭，怀孕后应进行产前检查，如果胎儿不正常，应人工流产。

从环境因素预防：

由于多基因病受遗传因素和环境因素的双重影响，有些多基因病是环境因素起重要作用，所以针对环境因素预防多基因病非常重要。

 产科专家告诉你

### 控制性别是阻断遗传病的一项有效措施

有些遗传病与性别有很大关系，称为伴性遗传病。目前的医疗手段尚无法对遗传病进行有效治疗。为了保护人口质量，阻断某些对人口素质影响较大的遗传病，控制性别是一项有效的措施。通过预见胎儿性别进行控制，可以尽量避免后代缺陷，减轻家庭和社会的经济、精神负担，提高国民素质。但应注意不可以滥用此法，以免造成性别失衡。

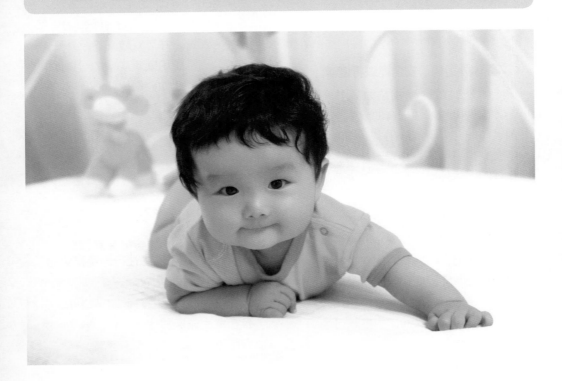

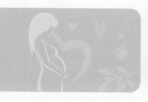

# 现在开始
# 换种避孕方式吧

## 一定要了解的避孕误区

在备孕期间，很多备孕夫妻都面临这样的问题：还没有准备充足，担心一不小心就提前怀上，暂时采取什么样的避孕措施好呢？以下是备孕夫妻经常会遇到的避孕误区。

### 误区 1

**月经期间同房不会怀孕**

有时女性会在月经来潮的同时排卵，或者两者的时间非常接近。

### 误区 2

**靠体外射精、安全期进行避孕**

体外射精这种避孕方式并不靠谱，因为男性在性兴奋时或是排精之前，可能会有精液流出，而精液中可能含有少量精子，会导致怀孕。实践也证明，体外射精是很容易失败的一种避孕措施。

有的女性担心吃药避孕会产生不良反应，因此靠计算安全期来进行避孕。事实上，因为女性的健康状况、情绪波动、环境变化等因素都可能影响排卵，排卵日会提前或错后几天，而男性的精子在女性体内最长可存活5天，因此安全期未必是安全的。

### 误区 3

**事前不预防，事后忙吃紧急避孕药**

服用紧急避孕药是很多年轻人采用的一种紧急避孕方式。但紧急避孕药并不能作为常规避孕方法。紧急避孕药的有效性有限，仅为74%～85%，并且有较高的意外妊娠风险。经常服用紧急避孕药对身体的危害较大，比如会产生恶心、呕吐、头痛、头晕等不适，还容易引起月经不调。服用紧急避孕药一年不宜超过三次。

### 误区 4

**在服用第 1 粒与第 2 粒紧急避孕药之间再发生性行为是安全的**

这不能保证绝对不会怀孕，这时的性行为最好采取其他避孕措施。而且在发生无保护性行为后，越是尽快服用避孕药，其有效率越高。

## 误区 5

### 频繁使用避孕药

有不少人因嫌短效避孕药需要天天吃麻烦，经常在房事过后用紧急避孕药做补救，并且频繁使用。实际上，紧急避孕药的失败率高，频繁使用导致不良反应增加，影响排卵和子宫内膜的正常生长，短期内反复使用会月经紊乱的发生概率大幅增加。

## 误区 7

### 吃口服避孕药会发胖

新型的口服短效避孕药的激素含量都很低，一般不会导致体重增加。少数女性可能出现体重略有增加的现象，但增加的重量一般不会超过2千克，停药后体重一般会回降。

## 误区 8

### 在男性射精前戴上避孕套就可以避孕

性兴奋时，男性生殖器会分泌出一些含有少量精子的分泌物，流入女性阴道导致怀孕。

## 误区 6

### 短效避孕药会致癌，所以不能吃

因为短效口服避孕药含有激素成分，因此一些女性认为其对人体健康会有负面影响，比如会诱发妇科肿瘤、催大子宫肌瘤、导致肥胖、影响生育等，从而不愿意使用。其实该药由雌激素、孕激素配制而成，利用多重防护机制确保精子卵子不再相遇。如果正确使用，避孕有效性可达99%以上。可以说，短效口服避孕药是目前有效性很高且适合育龄人群使用的常规避孕方式。

### 产科专家告诉你

**紧急避孕药避孕法不可取**

紧急避孕只能对一次性生活起保护作用，如果再有性生活，仍需要采取措施。紧急避孕药容易扰乱月经周期，不可代替常规避孕。此外，紧急避孕容易导致宫外孕，若出现经期延迟或经血量极少的情况，要尽早去医院进行检查。所以，不管用哪一种方式紧急避孕，都需要在3周后复诊，检测避孕效果。

## 选择合适的避孕方式

目前避孕的方法很多且它们各有特点，因此女性在选择避孕方法时，既要考虑到方便，更要考虑到效果，还要根据个人的情况，特别是女方的健康情况和所处时期的特点，正确地选择适合自己的避孕方法。

新婚夫妻如果5年之内不想生孩子，建议选择宫内节育环。如果只是较短时期之内不想要孩子，半年到一年以后便有怀孕准备的夫妻，建议选用口服避孕药。如果不想吃药，也不想用宫内节育环，可以选择避孕套。哺乳期女性适合宫内节育环或者使用避孕套。流产后恢复期的女性近期最好不要进行性生活。如果术后子宫收缩比较好，可同步放入宫内节育环，以进行长效避孕。但因避孕环脱落而意外妊娠的女性应改用其他避孕方法，最好是口服短效避孕药。更年期的女性可以选择避孕栓或者宫内节育环。其中已经放入宫内节育环的女性在围绝经期出现月经紊乱时也不要急于取出，待绝经半年到一年时再取出。

## 不宜服用避孕药的人群

| 不宜服用避孕药的人群 | 原因 |
|---|---|
| 哺乳期女性 | 抑制催乳激素的分泌，使乳汁减少，影响婴儿的生长；避孕药物通过乳汁进入体内，影响婴儿的健康 |
| 急慢性肝炎和急慢性肾炎患者 | 避孕药含人工合成的雌激素和孕激素，会加重肝脏和肾脏的负担，加重病情 |
| 胆结石、胆囊炎患者 | 口服避孕药能升高血浆中的胆固醇及脂蛋白，对年龄较大、身体较胖的女性，有可能诱发胆石症和胆囊炎，或是加重原有病情 |
| 糖尿病患者和有糖尿病家族史的人 | 有少数人服用避孕药后，血糖会升高，对糖尿病的症状缓解和治疗不利；有糖尿病家族史的人服用后有可能使原来隐性的糖尿病成为显性 |
| 肿瘤和乳腺肿块患者 | 口服避孕药含雌激素和孕激素，可能会加速肿瘤的生长 |
| 血管栓塞疾病患者 | 避孕药中的雌激素可能会增加血液的凝固性，容易加重血管栓塞患者的病情 |
| 高血压、心脏病患者 | 少数人服用后有血压增高的倾向；孕激素有能使人体内水、钠潴留的倾向，可能会加重心脏负担 |

## 孕前多久停止避孕

### 停服避孕药多久后才能妊娠

短效口服避孕药的作用在停药后很快便消失了，但为谨慎起见，一般建议在停药半年后再妊娠。长效口服避孕药停止服用需要先用短效口服避孕药过渡，然后再停药，同样，在停药半年后再考虑妊娠比较安全。

长效避孕药经过肠道进入体内，会在肝脏代谢、储存。在停药后6个月它们才能完全排出体外。停药后6个月之内，尽管身体里的药物浓度产生不了避孕作用，但对胚胎仍然会有不良影响。

### 取出宫内节育环后不宜马上受孕

宫内节育环作为异物放在子宫内，通过干扰受精卵着床达到避孕的目的。但是，无论放置的时间长短，宫内节育环都会对子宫内膜产生一定的损害，不利于胚胎的着床及生长。因此，取出宫内节育环后立刻受孕是不利于优生的。

建议放置宫内节育环的女性，在取出节育环后再等待一段时间后才受孕，以便给子宫内膜一个恢复时间。一般来说，取出宫内节育环后经过两三次的正常月经后再受孕比较好。含铜宫内节育环取出后，一般需等6个月后再妊娠；而曼月乐取出后即可考虑妊娠，不用等这么久。

## 置入了避孕环仍怀上的孩子，能不能要？

带环怀孕的胎宝宝半数会流产、早产、甚至胎死腹中。如果环套在胎宝宝颈部、体部、四肢等，可能造成畸形；如果环已经脱落或位于胎囊外，则不会有太大的影响，一般认为，带环怀孕应尽量流产，如因特殊情况不宜流产，则需要定期检查节育环的位置。

## 紧急避孕药能经常用吗？

最好不要长期使用紧急避孕药。

紧急避孕药"毓婷"药品名为"左炔诺孕酮"，是无防护性生活后的一种补救性避孕措施，但是，其中含有大量的孕激素，服用之后，人体孕激素含量迅速上升，再降低，引起子宫内膜出血，从而防止受精卵着床。长期服用会对子宫内膜造成损伤。

长期避孕药则是通过抑制排卵周期来避孕，激素含量较低，避孕效果更佳，同时能防止宫外孕，缓解痛经，治疗痤疮，使月经规律等。

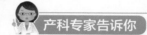

**产科专家告诉你**

### 避孕失败如何补救？

在过性生活时，会有避孕套破裂或宫内节育器脱落等情况，这时要及时地进行紧急避孕，大多数是可以有效避孕的。

①口服复方18-甲基炔诺酮避孕片（短效片）：性生活后72小时内服4片，12小时后再服4片。此药可在药房购买。

②口服单纯孕激素避孕药（左炔诺孕酮片）：性生活后72小时内服1片，12小时后再服1片。此药就是"毓婷"，可在药房买到。

③口服抗孕激素避孕药（米非司酮片）：性生活后12小时内服1片。此药名为"息隐"，是处方药，在医疗机构中有供应。

④放置宫内节育器。性生活后120小时内放置宫内节育器，是比较有效的，还可以作为今后的常规避孕措施来长期使用。

如果在服用药物后2小时内发生呕吐，均应重新服用1次同样剂量的药物，避免避孕失败。

专家
答疑

**备孕女性问：** "熊猫血"妈妈生出来的孩子一定是"熊猫血"宝宝吗？

**产科医生答** "熊猫血"妈妈生出来的孩子不一定就是"熊猫血"宝宝，这需要结合父亲的血型来看，也是完全遵照遗传性状决定的。人的遗传物质主要在"染色体"上，每个人有两套染色体，一套是母亲遗传下来的，另一套是父亲遗传下来的。Rh阴性血的人两套染色体都是Rh阴性的基因，而Rh阳性血的人至少有一套有Rh阳性基因。每个人向下遗传时，都只遗传一套染色体，所以"熊猫血"妈妈生出来的小孩不一定就是"熊猫血"宝宝。

**备孕女性问：** 我已经超过35周岁了，备孕很长时间都没信儿，和老公去医院检查都没问题，医生说是心里紧张造成的。我要如何做才能卸下心理负担呢？

**产科医生答** 有的高龄女性特别想怀孕，可是越着急反而越怀不上，还给自己造成很大的心理压力。不妨通过下面几点来慢慢卸下心理负担：

1. 和丈夫来一场惬意的旅行，放松紧绷的神经，不去想怀孕这件事，让自己的内分泌调节一下，好孕自然来。

2. 下班后和丈夫一起进行散步等运动，也是调节情绪的有效方式。

3. 心情低落时，听一些欢快的音乐或者回忆让自己开心的事情。

4. 把自己心中感到困惑、担忧的问题写在纸上，写出最佳解决方法，预测最坏结果，你会发现事情并没有你想象的那么糟糕。

**备孕女性问：** 我今年39周岁了，准备要第二个宝宝，据说需要做卵巢功能检测，是真的吗？

**产科医生答** 高龄备孕女性错过了最佳生育年龄，卵巢功能开始衰退，可能会出现排卵障碍，对正常的受孕和生育造成影响，与此同时，雌激素、孕激素也减少了，无法维持子宫内膜环境的良好状态，不利于受精卵着床，因此高龄女性备孕时必须进行卵巢功能检测。

卵巢功能检测一般是在备孕女性来月经的3~5天内，通过检查其内分泌生殖激素来评定卵巢功能。

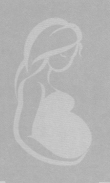

# 第3章

# 怀孕前3个月
## ——逐步进入最佳状态

准备要怀孕的爸爸妈妈们有个健康的身体，才会有健康的宝宝。准爸爸妈妈要戒烟戒酒，不喝咖啡，拒绝减肥产品，也不能接受放射线。同时，妈妈如果有慢性病，如贫血、高血压、肾病、肝病、糖尿病、心脏病、阴道炎等，最好在治疗好转后，再怀孕会比较妥当。

女性的营养和饮食很重要，因为胎儿有10个月是靠母体的营养而存活下来的。倘若女性以前吃饭不太讲究，就要通过微量元素检查等方式，在孕前3个月对自己的营养状况做全面了解，调整好饮食结构，及时补充叶酸，为宝宝提供一个健康的、营养充足的生长环境。

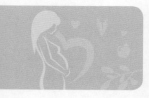

# 放松心情来备孕，"好孕"早日到

## 紧张、焦虑、心理压力大也会引起不孕

很多人孕前准备阶段压力大，出现紧张焦虑的情绪，结果往往会适得其反。紧张焦虑的情绪会影响精子或卵子的质量，增加受孕难度，即使怀孕了也会影响准妈妈激素的分泌，使胎儿躁动不安，影响胚胎的生长发育。因此，在这种情况下，最好暂时避孕。

备孕的夫妻一定要保持心情放松。可以参加比较舒缓的瑜伽课程，也可以通过健身来缓解压力，调节心情。同时，多掌握一些怀孕的相关生理知识，不要因为不懂而乱了阵脚。

## 压力过大会导致假性怀孕

有些女性结婚后，恨不得马上怀孕，可是天不遂人愿，备孕很长时间也没怀上，还受到长辈过多"关心"，看着别人抱着可爱的宝宝，心里越发地羡慕。这样每天朝思暮想，严重的甚至会最终导致下丘脑及脑垂体的功能紊乱，月经停闭，还会出现挑食和呕吐的反应，其实，这是"假性怀孕"，是心理因素在作怪。

备孕夫妻不能仅凭停经就判断是否怀孕，有时突发停经也可能是妇科疾病造成的。因此要确定是否怀孕，最好去医院做一次检查。

## 缓解过大的心理压力

愤怒、悲伤等情绪会导致激素分泌失调，继而对卵子的发育造成影响，引起排卵障碍，而这些反过来又会造成更大的压力，形成恶性循环。要主动采取措施，避免压力过大影响怀孕。

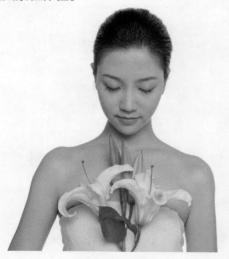

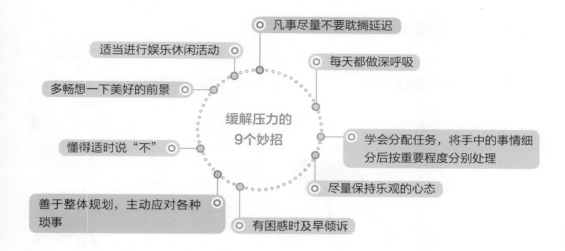

凡事尽量不要耽搁延迟

适当进行娱乐休闲活动

每天都做深呼吸

多畅想一下美好的前景

缓解压力的
9个妙招

懂得适时说"不"

学会分配任务，将手中的事情细
分后按重要程度分别处理

尽量保持乐观的心态

善于整体规划，主动应对各种
琐事

有困惑时及早倾诉

## 别把怀孕当成唯一"正事儿"

越来越多的女性认识到，压力、生活不规律、生活节奏快会影响女性的受孕，因此一些经济条件比较稳定的家庭，会让妻子找个闲职或者干脆辞职，专门在家等着"造人"。但是调查结果显示，这种女性往往更容易患上备孕期心理焦虑症。

因此，备孕期的女性不要把怀孕的事情看得太重，切忌把怀孕当作唯一的"正事儿"。但是为了迎接宝宝的到来，可以适当减少出差、加班，但不能完全没有自己的生活。

 产科专家告诉你

**备育男性的焦虑心情一样影响好孕**

一旦准备要宝宝，有些备育男性比妻子更加焦躁不安，担心是否怀得上、怀上了是否能保住胎、是否能顺利生产、孩子是否会健康等。这样不健康的情绪虽然可以理解，但会影响精子质量，并且会将负面情绪传染给妻子。因此，如果双方决定要宝宝，备育男性也应保持心情舒畅。

 产科专家告诉你

**备孕的职业女性可以这样做**

坚持正常上班，减少加班、出差；不要过于放任自己，即使换了清闲的工作，也要认真完成；根据自己的兴趣爱好，合理安排自己的业余生活。即使辞职在家坐等"造人"，也不是说没有其他"正事儿"可做了，每天的饮食起居更要安排好，也可以把养生保健作为自己的"正事儿"，做些修身养性的事情，比如读书、健身、逛街、去听音乐会等。

# 用瑜伽来调整杂乱的心绪

### 平稳心绪的呼吸法
提臀

嘴唇紧闭，用鼻子吸气，同时最大限度地向外鼓起腹部。

稍微停顿，用鼻子呼气，同时最大限度地向内收缩腹部。

动作熟悉后，稍稍延长吸气和停顿的时间。

把呼吸放至最缓慢、最深长。

### 净化心境的冥想

冥想是集中精神进行自我呼吸，抛开心中杂念，意念集中在呼气和吸气上，渐渐呼吸就能变平缓，心情也能安定下来。

姿势一：盘腿而坐，下巴微收，拇指和食指环成圆环，掌心向上，双手自然地放于双膝处，闭目冥想。

姿势二：早上起床前或晚上睡前做大字躺在床上，放松全身进行冥想。

### 平定心灵的瑜伽
尸式

模仿尸体的样子，放松全身肌肉，自然平躺，闭目，四肢张开，全身保持放松，沉浸于休息状态中（图①）。

功效：这一姿势能平抚呼吸、稳定脉搏、放松紧张的肌肉、调节敏感神经、恢复能量。

### 树式

屈曲右腿，脚掌抵住左大腿内侧；双手合十，置于胸前，呼吸放缓（图②）。

合掌伸过头顶，缓慢呼吸（图③）。

功效：摆脱心中杂念，保持注意力的高度集中。

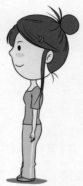

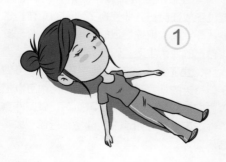

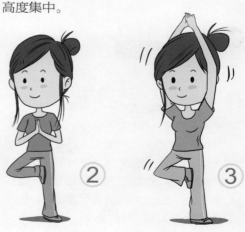

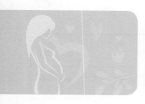

# 可能影响怀孕的疾病 在孕前就要治愈

患病期间受孕容易影响体质、受精卵的质量和宫内的着床环境，所以，夫妻如有人患病时，要等身体恢复，停药半年以上再怀孕。

## 排除无卵性月经的方法

排除无排卵月经最为简单的方法就是到医院进行超声波和激素检查。

在家中可以用半定量不孕监测试纸预测卵泡的发育。半定量不孕监测试纸能够科学地测出女性体内每天的黄体生成素（LH）的具体数据。把每天所测的数据标于一个图表中，再把这些点连起来，就能够得到一条LH的变动曲线，从这条曲线的走向就能清楚地看出卵泡出现的变化状况。只要看一下LH曲线的形状，就可以直观了解卵泡的状况。图一、图二是连续10天监测到的LH波动曲线图，分别代表2种不同的状况：图一是有排卵的LH曲线，图二是无排卵的LH曲线。有排卵LH水平比较低，而后突然出现一个高峰，此即预示着第二天会发生排卵；无排卵LH始终处在低水平上，几乎没有波动。

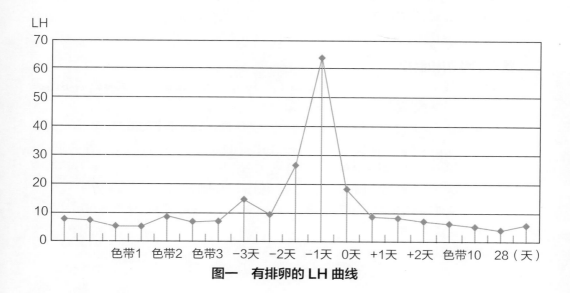

**图一 有排卵的 LH 曲线**

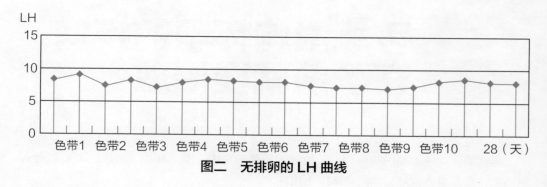

**图二　无排卵的 LH 曲线**

# 预防膀胱炎、肾炎

患有膀胱炎、肾炎的女性怀孕的话，容易加重病情。因此，要在彻底治愈后再进行怀孕。

### 膀胱炎的症状和预防措施

症状有尿频、尿急、尿痛、残尿感等，要及时到医院检查、治疗，以免引起肾盂肾炎。女性平时注意勤换内裤，保持外阴清洁；大便后用手纸由前向后擦，可预防膀胱炎。

### 肾炎对怀孕的影响

女性在孕前患有肾病，孕后肾脏的负担比正常孕妇加重，容易导致病情恶化，甚至发生肾衰竭。怀孕中晚期比正常孕妇更容易诱发妊娠高血压综合征，加重肾脏的负担，从而影响胎盘功能，造成胎儿发育迟缓，还容易出现流产或死胎。

因此，为了自己和胎儿的健康，女性最好在孕前将肾病治好。

### 肾炎的预防和治疗

1. 如果曾经患有肾炎，经过治疗已经基本痊愈，尿化验蛋白仅微量或偶尔出现"＋"，肾功能也恢复正常，血压比较稳定，可在医生指导下进行妊娠。

2. 如果怀孕了，必须加强监护，注意保健，多休息，摄取丰富的蛋白质和维生素。整个孕期要有医生监护，以便及早发现妊娠高血压综合征，及时采取有效的控制措施。

3. 女性如果患有慢性肾炎并伴有高血压，或蛋白尿"＋＋"以上，怀孕后容易造成胎儿死亡，还会加重肾脏功能损害。所以，病情未得到一定控制时不适宜怀孕。

4. 孕后注意外阴清洁，每天用水清洗。平时多饮水，能起到冲洗尿路的作用。多食含蛋白质和维生素的食物。定时产前检查，发现问题，及时采取措施。

5. 卧床休息时，应左右轮流侧卧，减少子宫对静脉的压迫。

## 孕前要控制糖尿病

糖尿病是遗传和环境因素相互作用诱发的。如果糖尿病没有得到控制就妊娠，孕妇和胎儿都有危险。妊娠时，机体内胰岛素的需要增加，对糖尿病有一定影响。医生建议，糖尿病患者在血糖控制良好3个月后再妊娠，可有效降低流产等的风险。

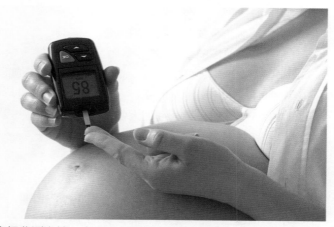

密切监测血糖。本身患有糖尿病的女性在孕期并发妊娠糖尿病的概率会增大，所以孕前或孕期都应及时监测血糖浓度，在医生的指导下服药。

孕期糖尿病患者须知：

1. 适当控制饮食。孕妇应满足自身和胎儿所需的营养，所以不可过分限制热量，全天食物可分为4~6次进食，晚上睡前要有一次，以保证血糖稳定。原则上轻者可以适当摄入糖类和低盐饮食，保持尿糖阴性或阳性，血糖含量每升6.1~7.7毫摩尔，能从事日常活动而无饥饿感，并给予维生素、钙和铁剂。重症者需要药物治疗。

2. 孕期不宜口服降糖药。常用的降糖药如甲碘丁脲等可通过胎盘进入胎儿体内，刺激胎儿胰岛细胞增生，分泌过多胰岛素，致使胎儿出生后发生低血糖，甚至危及生命。这类药物还可引起肢体和骨骼畸形及唇裂、腭裂。

3. 在医生指导下使用胰岛素。孕期如果饮食控制血糖不够理想，可以在医生指导下，进行胰岛素治疗。胰岛素不通过胎盘，对胎儿比较安全。用药剂量应该根据病情和妊娠周数，在医生的指导下调整用量，以便控制病情。

4. 产前检查必不可少。每1~2月做一次产检，内容包含眼底、肾功能、心血管系统及B超、胎盘功能、胎儿生长状况等。

5. 提前住院待产。在预产期前4周左右住院，以便更好控制病情，防止胎死宫内、胎儿过大造成的难产，还可结合自身健康状况选择分娩的方式。

## 孕前要控制高血压

血压过高对母婴影响都很严重，应引起警惕，孕前血压控制不理想者，不建议怀孕。高血压患者怀孕后血压常会进一步升高，症状也比较严重，应按照医生的建议，采取利尿、降压等方式，来使血压保持正常。

血压如果只是轻度升高，通过规律作息，低盐饮食，调整用药，还是可以怀孕的。如果高血压已经持续一段时间，并出现了一些并发症，就应暂缓怀孕，检测身体状况，待血压及并发症控制后再考虑怀孕。

妊娠合并高血压的孕妇须知：

1. 孕期注意休息，低盐饮食，避免过度疲劳、睡眠不足、精神压抑。每天测量血压1～2次。

2. 并发妊娠高血压综合征的人要住院进行治疗。

3. 预产期前2周最好能住院待产。

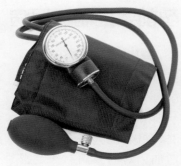

每次测血压前，先平静坐片刻，全身放松后再进行测量。

4. 病情严重的要选择终止妊娠。

在怀孕后34周出现妊娠高血压综合征症状者，可采用保守治疗到36周后终止怀孕；如果患者血压很高，应终止妊娠，以防发生颅内出血。一般说来，并发妊娠高血压综合征越早，病情越重，愈后愈差，需要多加注意。

# 乙肝丈夫须知

1. 孕前做乙肝病毒检查。做乙肝病毒检查，及早发现自己是否已被乙肝病毒感染。如果感染，要积极采取有效措施，避免妻子受孕传染给宝宝。

2. 妻子注射乙肝疫苗。丈夫肝功能正常后，即使精液正常，仍可能携带有乙肝病毒，妻子必须注射乙肝疫苗。待配偶体内产生抗体，可以在医生的指导下，选择最佳的受孕时机。

# 孕前要警惕颚关节异常

颚关节异常会对脊椎和骨盆造成影响，最终导致不孕。预防和治疗颚关节异常，需要在改变饮食习惯的同时坚持不懈的做运动。此外，还要改正对颚关节刺激大的生活习惯。仔细观察一下自己的颚关节，如果发现其有可能或者已经发生异常的话，要培养下面的生活习惯：

1. 不要吃硬的食物。怀疑颚关节出现异常时，要避免吃硬的食物，咀嚼肉类、鱿鱼等会导致情况进一步恶化。

2. 避免只用一边牙齿咀嚼食物。只用一边牙齿咀嚼食物容易造成颚关节的一侧磨损严重，从而失去平衡。

3. 坐姿要端正。颚关节异常容易引起脊椎弯曲，从而影响怀孕。

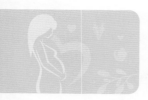

# 科学调整
# 孕前生活方式

## 孕前科学的生活方式

准备怀孕的夫妻，要多注意自己的衣食住行。

1.养成良好的生活习惯。在孕前3个月，要注意饮食多样化，合理加强营养，养精蓄锐，为夫妻双方生成良好的精子和卵子创造好的物质条件。

2.避免熬夜，早睡早起，合理锻炼。合理进行体育锻炼，如晨起慢跑，打羽毛球，晚间进行散步，呼吸新鲜空气，增强体质。

3.夫妻双方加深感情，提高性生活质量。

## 孕前要注意的生活细节

女性在孕前准备时，除了基本的身体调理，生活中一些小细节的把握，也能帮助更好地为孕育健康的宝宝打下坚实基础。

要注意的生活细节问题：

### 孕前少用含铅化妆品

女性爱美是天性，不少女性习惯于化妆，尤其是每天使用隔离霜或粉底，或用美白祛斑霜等含铅的化妆品。一般来说，美白效果越好的化妆品，含铅量越高。体内含铅量高的女性生出的宝宝，出现多动症、贫血、智力低下等情况的概率大大增加。因此，从孕前3个月开始，女性应减少使用含铅的化妆品，进行基础护肤即可。

### 菜炒熟后再放碘盐

女性怀孕很容易缺碘，严重缺碘易导致流产。所以，补碘要从怀孕前就开始。

虽然炒菜用的是碘盐，但很多人习惯在炒菜过程中放碘盐，这种做法容易导致碘挥发。正确的做法是，菜炒熟后再放碘盐，这样碘不容易挥发。此外，平时也可通过食用海产品等来补碘。

### 饮食上要注意忌口

孕前3个月开始，女性就要开始忌口了，不能爱吃什么就吃什么。女性应放弃生吃水产品的习惯，如生鱼片、生蚝等有壳类的水生物，因其中含有的细菌和有害微生物能导致流产或死胎，而微生物在人体内生存的时间会很长，对未来的宝宝也会产生影响。

此外，最好能放弃火锅和烧烤类食物。因为多数的牛、羊体内寄生有不能被肉眼看到的弓形虫。吃火锅时用汤将食物烫熟的短时间加热方式并不足以杀死寄生在肉类中的的弓形虫虫卵，幼虫会穿过肠壁随血液扩散至全身，对身体健康和胎儿不利。

## 孕前厨房习惯禁忌

当你想要一个健康聪明的宝宝时，就要对生活中的各个方面多加关注。厨房是每天都要接触的地方，有些习以为常的习惯其实潜藏着危机。

### 不用塑料饭盒

用聚氯乙烯材料包装食品或盛放食油和饮用水时，每人每天至少吸入0.1微克聚氯乙烯。用泡沫塑料饭盒盛热的饭菜，会产生有毒物质二恶英。这些物质对人体危害特别大，可直接影响男性生育能力。最好选择无色玻璃或不着色的陶瓷制品来盛放食物。

### 要洗干净菜中的农药

有的人洗菜马马虎虎，随便洗洗泡泡就下锅了，认为反正要经过大火高温消毒的。实际上，这种做法是错误的。高温能杀掉一些细菌，但却去不掉农药。因此，洗菜时应用盐水或洗洁精浸泡几分钟，然后用流水反复冲洗，尽量减少农药残留。

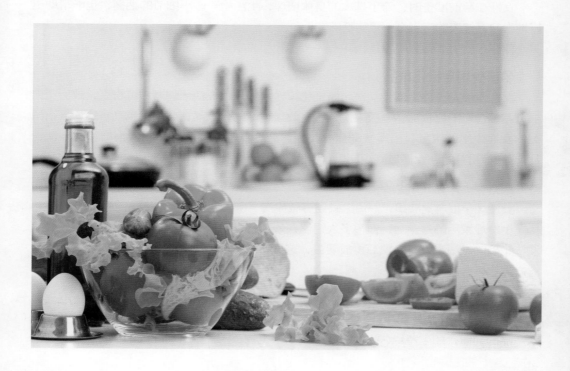

### 水果最好削皮吃

农药是精子的大敌。虽然水果皮中含丰富的营养，但果皮中的农药含量也很高，为了安全起见，吃水果时最好削皮来吃。

# 孕前3个月要戒酒

经常酗酒的夫妻自然流产、早产、胎儿发育不良、死胎、死产的发生率明显高于常人。幸存出生的婴儿也有很大机率出现先天性智力低下。

酒精是生殖细胞的毒害因子。酒精中毒的卵细胞仍可与精子结合而形成畸形胎儿。想要避免宝宝出现智力低下、四肢短小、体重轻、面貌丑等先天缺陷，就必须等这种中毒的卵细胞排出后，待新的健康的卵细胞成熟，才考虑受孕。一般来说，酒精代谢物在戒酒后2～3天排泄出去，但一个卵细胞的成熟至少要3个月。

因此，准备怀孕的女性至少应该戒酒3个月再怀孕。

# 孕前3个月要戒烟

烟草中含有一氧化碳、尼古丁、氰化物、硫化物及铜、苯等有害物质，不仅可以使染色体和基因发生变化，还能通过血液进入生殖系统。

男性每天吸烟超过30支，畸形精子比例会超过20%，而精子的存活率却只有40%。大量吸烟还会导致男性性欲下降，甚至出现阳痿。

相比较不吸烟的女性来说，吸烟的女性更难怀上宝宝。即使怀上了宝宝，也会对宝宝造成一定影响。如果在妊娠期，女性吸烟或被动吸烟，不仅会影响宝宝发育，还会增加发生流产、胎死腹中、胎盘受损、新生儿体重过轻、畸形儿的概率。

因此，准备怀孕的夫妻至少要戒烟3个月以上，才能保证将体内残存的有害物质排出体外。此外，孕妈妈还要注意尽量避免烟气的吸入，远离吸烟场所，而且家中应避免有人吸烟，防止吸入二手烟。

# 准备生育的男性要警惕发胶等对生育能力的影响

1. 发胶中含有化学物质磷–苯二甲酸盐，会破坏男性激素水平。长期使用发胶的男性，其精子活力、数量明显低于均值。

2. 研究证明，防腐剂、美容美发用品等含有的雌激素样作用物质，会影响男性的性腺发育，破坏内分泌轴的调控作用，导致男性弱精子症和睾丸癌等。

3. 从事粉刷和装修工作的男性，在工作中会经常接触水溶性染料和其他物质中的乙二醇醚会影响精液质量。

4. 高温容易影响精子发育。精子必须在35.5℃～36.5℃的恒温条件下才能正常发育，比正常体温低1℃～1.5℃。所以，准备生育的男性要避免处于高温的环境中，如不穿过紧的内衣、慎洗桑拿等。

# 孕前3个月到分娩期间拒绝烫发

女性所热衷的烫发、美甲、染发、化妆等，在准备怀孕前期都应该有所控制甚至完全杜绝。因为各种化妆品和染发用品，特别是烫发药水中的化学成分十分复杂，经皮肤吸收后进入血液循环，对卵子产生不利的影响，严重的还会影响正常的怀孕。

因此，在孕前3个月直至分娩，女性应尽量避免烫发、染发等。

# 要优生，养肾很关键

要实现优生，在孕前一定要注意养肾，肾中之精充盈，才能生出健康、聪明的宝宝。

中医学认为，肾为人的"先天之本"，主藏精，主生殖。这里的精，不是指男性的精液，而是指五脏六腑的精华皆藏于肾中。肾中精华充实，则身体强壮、精神焕发，男女均是如此。所以，要想得到一个健康聪明的宝宝，就必须养好肾，只有这样，才能给宝宝一个良好的先天之本。

### 经常熬夜，肾虚找上门

工作中经常熬夜加班成了现代男人的通病。此外，丰富的夜生活（如泡吧、打游戏、唱卡拉OK等）也让很多的男人流连忘返。一旦阴精耗损过多，就会过劳伤肾，出现黑眼圈、精神不振等症状，尤其是过了40岁后更容易出现肾虚。

### 吸烟、酗酒易伤肾

经常吸烟会伤肺，而在中医五行中，肺属金，肾属水，金生水，肺金和肾水是母子关系。而在生理功能中，肺肾相生，也就是肺和肾互相配合、互相影响。因此肺气一旦虚损就很容易导致肾气衰弱。

长期酗酒容易伤肝，而肝肾同源，肝肾之间关系密切，肝藏血，肾藏精，精血同源，相互滋生和转化。一旦肝血受到伤害，必然会波及肾。

### 久坐不动易肾虚

久坐会导致全身的气血经络受阻、代谢物质排泄缓慢，容易出现腰酸、背痛、肢体麻木等症状。另外，长期固定一个姿势容易压迫与肾相表里的膀胱经，使得膀胱经气血不畅，自然就会影响到肾，造成肾虚。

### 经常憋尿会影响肾功能

经常憋尿会使膀胱内的尿液越积越多，含有细菌和有毒物质的尿液不能及时排出体外，容易引起膀胱炎、尿道炎等问题。严重时，尿路感染还能向上蔓延到肾脏，引起肾盂肾炎，甚至影响到肾功能。

### 性生活过度会伤肾

肾是生命之本，平时过度纵欲，易损伤肾精，精伤则神伤，生命之本受损，就会出现腰酸、早衰、健忘等问题。此外，很多年轻人自恃体力好，性生活过于猛烈，对体力消耗很大，无疑也会增加肾的负担，时间长了就会导致肾虚。

一般来说，要以性生活之后不感到过分疲倦和酸痛，第二天精神饱满为宜，只有这种状态才不会伤肾。还应注意避免一日多次性生活。

### 饮食有度，为肾脏减负

1. 饮食宜清淡。中医学认为，高盐饮食会伤血、害肺、损肾、失去颜面和皮肤的光泽，容易导致高血压、动脉硬化、心肌梗死及肾脏疾病。每人每天盐的摄入量不宜超过6克。高脂饮食不仅会使身体肥胖，诱发高血压、糖尿病等，还会给肾脏增加负担。

2. 忌暴饮暴食。暴饮暴食后需要大量消化液进行消化，明显加重了附属消化器官的负担。如果平时吃得太多，超过了身体的需求范围，最终就会产生过多的代谢废物。这些废物大多通过肾脏排出，从而增加肾脏的负担。同时，还会加重肾病患者的病情。

3. 注意水的补给。如果长时间不喝水，尿量就会减少，尿液中携带的废物和毒素的浓度就会增加，很容易患上肾结石、肾积水等肾病。要想肾好，适当多喝水很重要，每天应饮用2000~3000毫升水，相当于8大杯水。此外，饮水以温开水为宜，冰镇的水伤肾气。

 **产科专家告诉你**

**按摩养肾法**

1.按摩涌泉穴。盘腿端坐，赤足，左手拇指按压右足涌泉穴（取穴方法：足底前1/3凹陷处），左旋按压30次，右旋按压30次。然后用右手拇指按压左足涌泉穴，方法同前。

2.按揉三阴交穴。盘腿端坐，左手拇指按压右腿三阴交穴（取穴方法：足内踝后向上移四横指的距离，对应足内踝骨突点），左旋按压20次，右旋按压20次。然后用右手拇指按压左腿三阴交穴，方法同前。

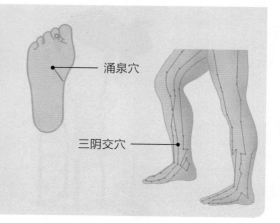

涌泉穴

三阴交穴

## 运动健肾法

日常生活中随时可做的小动作，就能起到健肾的大功效，快来试试吧。

### 左右抛空

盘腿坐于床边或地板上，左臂自然屈肘，置于左腿上，右臂屈肘，掌心向上，做向上的抛物动作3～5次。然后左右手交换做相同的动作。每日5次。

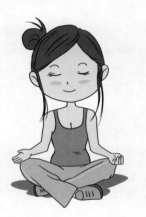

### 屈肘上举

端坐在床边或凳子上，两脚自然分开，双手屈肘侧举，手指伸直向上，与耳齐平，然后双手上举，以两肋感到被拉伸即可。复原，连续做10次。

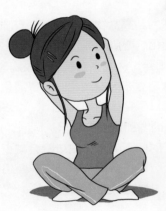

### 双手摩腰

在温暖的房间里，端坐于床边或椅子上，解开上衣，将双手掌心搓热，将双掌心置于腰间，搓摩腰部，直到腰部感到发热为止。

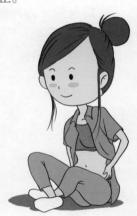

### 荡腿

坐于椅子或床边，两腿自然下垂，先慢慢左右转动身体3次，然后两脚悬空，前后摆动10次左右。

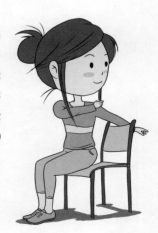

### "吹"字功

站直，双脚并拢，双手交叉举过头顶，弯腰，双手触地，继而下蹲，双手抱膝，心中默念"吹"字音，连续做10次。

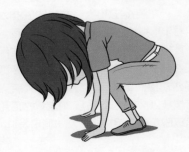

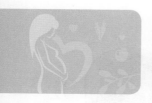

# 多运动，将身体调养至最佳状态

## 增强女性生殖器官功能的运动

### 改善月经不调

#### 提臀

**功效** 改善月经不调和痛经。

**动作** 平躺后，两腿分开，与肩同宽，屈膝成90°，掌心朝下，双手自然放于胯部两侧（图①）。

吸气的同时慢慢抬起臀部，肩不要离地，当臀部提到最大限度时，收紧臀部，同时向其施力（图②）。保持这个姿势一段时间，然后呼气并放下臀部，如此反复做20次左右。

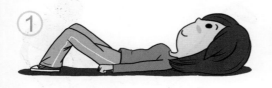

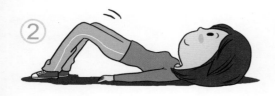

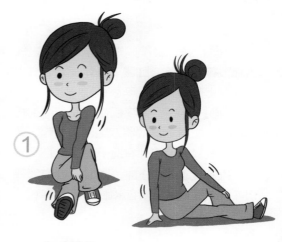

#### 坐式转体

**功效** 增强肝脏、肾脏和肠胃功能，锻炼生殖器官。

**动作** 端坐，挺直腰身，两腿前伸。左腿向前平伸，右腿提膝盖，放于左腿上方，成单侧盘腿状，右手置于臀后支撑住地面（图①），左手握住右脚脚背并使右膝向外推。

吸气的同时向右转体，头部也跟着身体向右后旋转，目视身后（图②），保持此姿势20秒。再反向做同一动作，重复5次。

# 预防和缓解痛经

### 蝶式

**功效** 缓解痛经。该动作促使骨盆扩张，让血液更顺畅地流入盆腔内，长时间坚持有助于缓解痛经。对女性生殖器官的功能也有促进作用。

**动作** 脚掌相对，两手紧握贴合脚掌。

放慢呼吸节奏，同时弯曲上身，头部埋于两膝间，胳膊肘张开，极力伸展腰背。

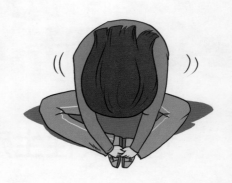

# 改善寒性体质

### 梨式

**功效** 锻炼脸部、臀部等处肌肉，促进血液循环。将心脏置于身体下方，有助于火气上升，有效缓解寒症。

**动作** 平躺，背部抵住地面，两手托住腰部，吸气的同时将双腿向上抬起。此时两肘支撑住地面才有助于双腿前翻。

维持此姿势1分钟，同时进行腹部呼吸。呼气，同时将臀部和腿部缓缓放下。

### 伏身抬腿式

**功效** 刺激腰部肌肉，促进血液循环，缓解小腹寒症。血液聚于小腹有助于提高性功能。

**动作** 俯卧于地，两腿靠拢紧绷，双臂分别置于大腿两侧。

吸气的同时提起双腿，注意双腿要绷直，保持水平。

维持此姿势5秒后慢慢抬起，同时将腿放下。

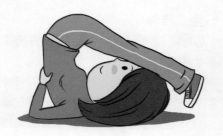

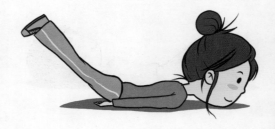

# 消除多余脂肪的有氧运动

## 步行

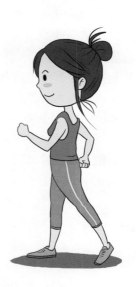

步行是很普及的有氧运动，只要有一双合适的鞋子、一套轻便的运动服，无论何时何地都能进行这项运动。每个人身体状况不同，适合的速度也不同。因此，找到适合自己的速度，轻松愉悦地进行运动是非常重要的。每天步行至少30分钟，坚持3个月以上。

动作要领　目视前方。挺胸，收腹。双臂成90°弯曲，用力前后摆动。脚跟先着地，然后是脚掌。

采取腹式呼吸的方式——深呼吸，吸气时肚皮涨起；呼气时肚皮缩紧。

## 慢跑

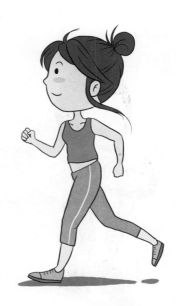

对熟悉步行又想提高运动强度的人来说，慢跑是个相当不错的选择。要想使慢跑发挥出良好的效果，速度以跑步时能和身边的人聊天的程度为最佳。慢跑时不能摇摇晃晃或走之字形，因为跑步会加大关节的负担，如两脚承受的重量不一致，关节容易受损，甚至可能发生意外。

动作要领　目视前方。挺胸，收腹。注意跑步时要像步行一样，将两膝弯曲度降到最低限度。

脚跟先着地，然后是脚掌。

双手松握空拳，肘关节曲成90°，双臂以肩部为中心前后摆动。

# 骑自行车

骑自行车能强化心肺功能，促进血液循环，锻炼女性的小腹肌肉。户外自行车能边骑边欣赏周边的景色，不会产生厌倦感，更易坚持。骑自行车的时速为15千米者每骑半小时可以休息5分钟。

要点

自行车座鞍高度不适合容易给膝盖造成负担，要调节好高度，以踏板处于最低位置时，两腿能伸直为最佳。

脚掌的前1/3处为支点，撑在踏板上。

路面平坦时，勉强加速容易使人感到疲劳，因此，速度要均衡。

上坡时，速度会减慢，如果难以坚持，可以下车推着行走。

下坡时，速度会很快，存在安全隐患，要多加注意。

# 游泳

游泳能增强心肺功能，有助于锻炼人的柔韧性和耐力，能迅速消除疲劳，不会给身体带来负担。此外，游泳还可以有效缓解精神压力。

女性常见的月经不调、痛经、白带异常等疾病都需忌冷水，因此，游泳对患有月经不调及相关症状的女性并不适合。游泳适合于没有妇科疾病困扰、精神压力过大的女性。

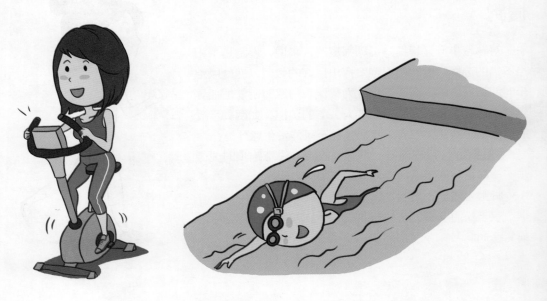

# 轻松易坚持的夫妻共同运动

## 适合夫妻同做的运动

提倡夫妻选择那些比较轻松，能让人身心愉悦、促进感情的运动。

### 散步

锻炼身体的同时，也能让人心境平和，对妊娠前的女性来说是不错的选择。夫妻可以在晚饭前后到公园等处散步，散步的时间以30～60分钟为宜，最好避开阳光强烈的时间段。

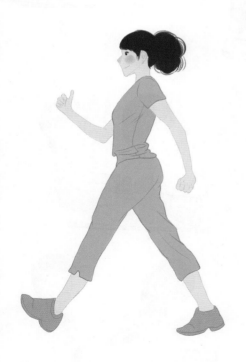

### 羽毛球

打羽毛球时，经常会腾身跳跃去接球，有助于下半身的锻炼，还需要全身肌肉的配合，是一种能消除脂肪、减轻体重的运动。此外，打羽毛球还能锻炼人的爆发力和耐力。需注意的是，打羽毛球前后要做点放松手腕、脚腕和腰部关节的活动。

### 兵乓球

打乒乓球不仅能锻炼身体，还能培养双方默契。但需要乒乓球桌，有场地限制。

## 瑜伽

瑜伽能矫正骨骼、促进血液循环，因此对准备要宝宝的女性是非常不错的选择。其实，瑜伽中有很多适合夫妻二人一起做的运动，能调节和掌握身体的平衡，还能帮助增进感情。

### 伸展运动，放松全身

伸展运动能帮助放松紧绷的肌肉，如能得到丈夫的帮助，这些动作的难度就会降低，效果也会更好。这些运动能放松脊椎和骨盆周围的肌肉，还能放松因压力而紧张的肩部肌肉。

动作

女方俯卧，双手向前伸直，男方蹲坐，手握女方双脚（图①）。

男方紧握女方双脚后缓缓起身，轻摆女方双腿以放松其腹部和腿部肌肉，注意不要扭伤女方腰部（图②）。

男方转移至女方正前方，紧握女方双手并轻摆，放松女方肩部和上身肌肉（图③）。

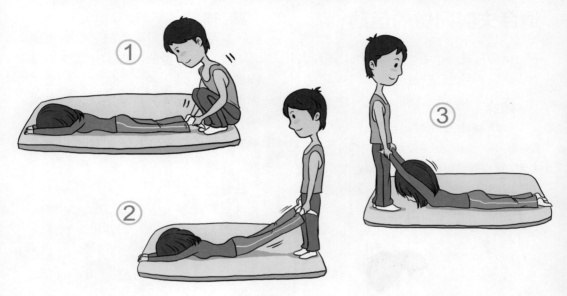

### 放松脊椎的瑜伽

脊椎中的胸椎是不常运动的部位，背部肌肉容易变得僵硬紧张。要多进行针对背部肌肉柔和的按摩，放松背部肌肉，缓解肩部疲劳。

这个动作要求男方的脚掌放置在女方的脊椎中央，同时男方要掌握好力度，不可过分用力。

动作

女方端坐，两腿自然打开，双手向后伸展。男方坐于女方身后，双脚抵住女方背部，握住女方双手，双腿自然弯曲（图①）。

男方用脚从胸椎到腰椎依次按摩女方背部。

男方再次用双脚抵住女方背部上方，同时缓缓伸直双腿。女方低头，以活动颈椎（图②）。

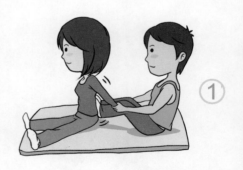

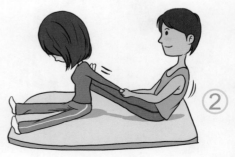

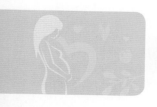

# 营养饮食方案

孕前营养的重要性不亚于孕期营养，女性在怀孕前后应当对自己的营养状况做一次全面了解，以便有目的地调整饮食，积极储存平时体内含量偏低的营养。

## 孕前3个月饮食注意事项

### 加强营养

充分的营养储备有利于优生优育。受孕前3个月，夫妻双方都要加强营养，以提供健康优良的精子和卵子，为优良胎儿的形成和孕育提供良好的物质基础。

多吃一些含动物蛋白质、矿物质和维生素含量丰富的食物。夫妻双方可以根据自己家庭、季节等情况，科学安排一日三餐，并注意多吃水果。

### 良好的饮食习惯

不同食物中所含的营养成分不同，含量也不等。有的含这几种，有的含那几种；有的这几种含量多些，有的含量少些。因此，最好吃得杂一些，不偏食，不忌嘴，养成好的饮食习惯。

### 避免食用受污染食物

尽量选择新鲜天然的食物，避免食用含食品添加剂、色素、防腐剂物质的食品。

蔬菜应吃新鲜的，并充分地清洗干净。水果最好去皮食用，避免农药污染。

尽量饮用白开水，避免饮用各种咖啡、果汁等饮品。

家庭炊具中尽量使用铁锅或不锈钢炊具，避免使用铝制品及彩色搪瓷制品，以防止铝元素、铅元素等对人体细胞的伤害。

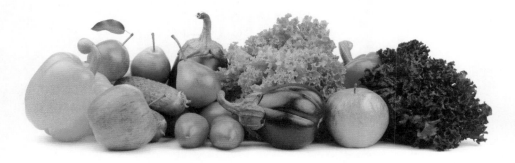

# 孕前3个月宜吃的食物

| 宜吃食物 | 功效分析 |
|---|---|
| 各种水果 | 水果中含多种维生素，能在胎儿生长发育的过程中起到促进细胞不断生长和分裂的作用 |
| 小米<br>玉米 | 含有丰富的蛋白质、脂肪、钙、胡萝卜素、维生素 $B_1$ 及维生素 $B_2$ 有益健脑、补脑 |
| 海产品 | 为人体提供易被吸收利用的钙、碘、磷、铁等无机盐和微量元素，促进大脑生长发育，防治神经衰弱 |
| 黑芝麻 | 含有近 10 种重要的氨基酸，有助于脑神经细胞生长发育 |
| 黑木耳 | 胶质能把残留在消化系统的杂质等吸附集中起来排出体外，起到清胃涤肠的作用；具有滋补、益气、养血、健胃、止血、润燥、清肺等作用 |
| 核桃 | 对大脑神经细胞有益，能帮助大脑发育 |
| 花生 | 含极易被人体吸收利用的优质蛋白；还含各种维生素、糖、卵磷脂、人体必需氨基酸、胆碱等 |

# 提高生育能力的食物

| 提高生育能力的食物 | | |
|---|---|---|
| 富含锌的食物 | 植物性食物 | 豆类、花生、小米、萝卜、大白菜等 |
| | 动物性食物 | 牡蛎、牛肉、鸡肝、蛋类、羊排、猪肉等 |
| 增强性功能的食物 | 动物性食物 | 动物内脏中含较多量的胆固醇，其中，少部分是肾上腺皮质激素和性激素，适当食用，能帮助增强性功能 |
| 富含蛋白质和维生素的食物 | 植物性食物 | 新鲜蔬菜、鸡蛋和水果等 |
| | 动物性食物 | 瘦肉等 |
| 富含精氨酸的食物 | 植物性食物 | 芝麻、花生仁、核桃等 |
| | 动物性食物 | 鳝鱼、海参、墨鱼等 |
| | | 精氨酸是精子的必需成分，能增强精子活力，对男性生殖系统正常功能的维持有重要作用 |

## 纠正准爸爸的不良饮食习惯

生育一个健康聪明的宝宝是夫妻双方共同的责任，准爸爸应改变自己不良的饮食习惯。

### 准爸爸需要纠正的饮食习惯

| 饮食习惯 | 原因分析 |
|---|---|
| **不喜蔬果** | 蔬果中含有的营养物质是男性生殖活动所必需的，如若长期缺乏，有可能防碍性腺的正常发育和精子的生成，从而使精子减少或影响精子活力，严重的有可能导致不孕 |
| **吸烟** | 大量吸烟会导致男性性欲下降甚至出现阳痿，还易使维生素C大量流失。而其毒性分解物质容易引起本身染色体畸变，使宝宝畸形 |
| **嗜食高蛋白肉类** | 过量摄入高蛋白物质易造成酸性体质，增加受孕难度 |
| **过量食用海鲜** | 研究发现，海产品食用过多会影响精子的活力及数量，还会损害身体。因此，吃海鲜要适可而止 |

## 孕前男性宜多食"含精量高"的食物

引起不育的原因较为复杂，男性如果精子较少，已经查明属功能性障碍的，可在日常生活中通过饮食来调养。

精子形成的必要成分是精氨酸。精氨酸含量较高的食物有：鳝鱼、泥鳅、鱿鱼、带鱼、鳗鱼、海参、墨鱼、章鱼等；其次是山药、银杏、冻豆腐、豆腐皮等。

男性体内缺锌容易使性欲下降，精子减少。含锌量较高的食物有：牡蛎、牛肉、鸡肉、鸡蛋、鸡肝、花生仁、猪肉等。

多食动物肾脏。猪、狗、羊的肾脏均有养肾气、益精髓的功效。羊肾甘温，可补肾气；猪肾咸平，助肾气、利膀胱；狗肾对增强性功能效果更佳。

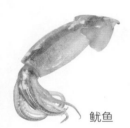

鱿鱼

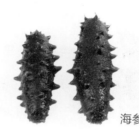

海参

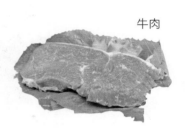

牛肉

## 戒掉碳酸饮料

男性饮用碳酸饮料，会直接杀伤精子，从而影响男子的生殖能力。受伤的精子一旦与卵子结合，可能会导致胎儿畸形或先天性不足。对女性来说，碳酸饮料中的咖啡因在体内很容易通过胎盘进入胎儿体内，对胎儿的中枢神经系统造成损害，从而影响胎儿的智力发育。

此外，婴儿出生后，哺乳期的女性如接触碳酸饮料，其中的咖啡因也能随着乳汁进入婴儿体内，危害婴儿的健康。孕妇如果大量喝汽水，饮料中的碳酸不但会影响孕妇自身对铁质的吸收，还会使胎儿缺钙、缺铁。

## 减少咖啡饮用量

备孕女性小剂量摄入咖啡因并不增加流产、低体重儿等的风险，但如果摄入过多，则流产的风险会大大增加。咖啡中所含的咖啡因很容易通过胎盘进入胎儿体内，对胎儿的中枢神经系统造成损害，进而影响胎儿的智力发育。此外，婴儿出生后，哺乳期的女性若接触咖啡，其中的咖啡因也会随着乳汁进入婴儿体内，从而危害其健康。因此，平时习惯喝咖啡的备孕女性要减少咖啡饮用量，将咖啡因的摄入量控制在每天300毫克以内。

对于经常饮用咖啡，特别是每天都饮用大量咖啡的女性来说，如果突然停止饮用会有很多不适，表现为疲倦、恶心、头痛、困倦、手抖、情绪波动等。为了避免或减缓这些戒断症状，可以逐步减少咖啡的饮用量，比如每天减少两杯咖啡，直到减完为止。

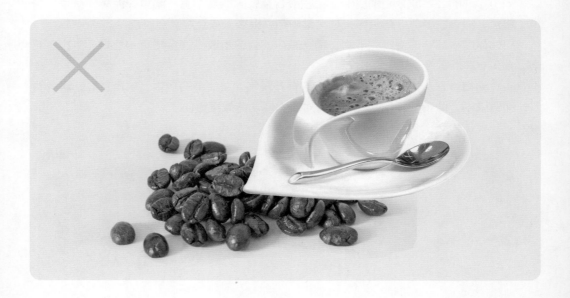

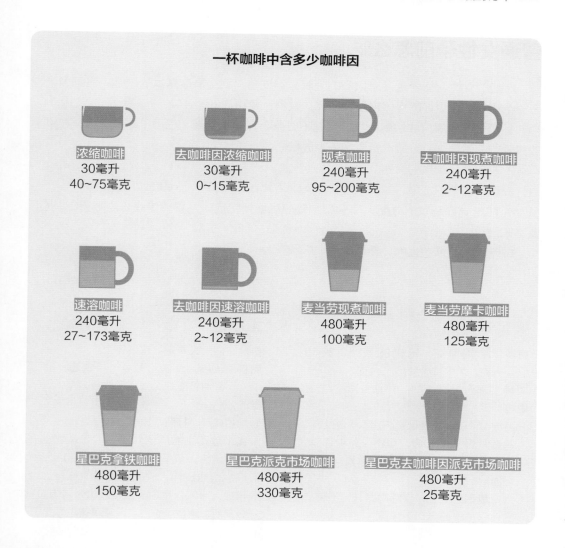

一杯咖啡中含多少咖啡因

浓缩咖啡
30毫升
40~75毫克

去咖啡因浓缩咖啡
30毫升
0~15毫克

现煮咖啡
240毫升
95~200毫克

去咖啡因现煮咖啡
240毫升
2~12毫克

速溶咖啡
240毫升
27~173毫克

去咖啡因速溶咖啡
240毫升
2~12毫克

麦当劳现煮咖啡
480毫升
100毫克

麦当劳摩卡咖啡
480毫升
125毫克

星巴克拿铁咖啡
480毫升
150毫克

星巴克派克市场咖啡
480毫升
330毫克

星巴克去咖啡因派克市场咖啡
480毫升
25毫克

# 吃壮阳菜应审时度势

韭菜、洋葱、泥鳅、鸡蛋、海藻……这些日常饭桌上的普通食物，确实有壮阳补肾的功效。但在食疗时如何正确进食，有什么是需要特别注意的，却很有讲究。如果食用者没有根据自身的具体情况正确食用，不仅不能达到食疗的目的，还容易伤害身体。

首先，根据时令做适当的选择。气候炎热的地区，夏季特别容易上火，食用时必需掌握好量，不要过量或连续多次食用。特别是动物鞭之类的食物，由于所含激素多，较适宜秋冬进补；夏季可以选择西洋参等凉补型的食材。

其次，根据自身状况选择。因为年龄、体质等的差异，进补也会不同。如年纪大的人不宜过补，燥热体质的人不宜在夏季食用过多补品。

# 普通女性孕前怎么吃

一般的女性，饮食上没有太多的限制，保证营养均衡是最基本的原则。但是为了打造一个更健康、更好的身体来孕育宝宝，饮食上要注意下面几点：

1. 用餐时，保持愉快的气氛。最好不要分心，如看电视、思考工作等，可以在桌上放喜爱的花做装饰，或放点背景音乐来放松心情。

2. 避免辛辣刺激的食物。

3. 选择当季的水果，制成果汁，每次饮用100~200毫升，早晚饮用2次。

4. 注意一日三餐的分配，早餐和午餐应尽量多吃点，晚餐要少吃点。睡前3小时不要吃东西。

5. 吃饭时要细嚼慢咽，帮助消化、吸收营养。

## 榨菜鸡丝汤

**材料** 榨菜40克，鸡翅80克，竹笋50克，黑木耳少量。

**调料** 高汤、盐、料酒、麻油各适量。

**做法**

1. 将榨菜外侧的红辣椒粉洗去，切成丝。

2. 鸡翅从骨头剥开肉，切丝，撒少许酒；竹笋纵切两半，切丝；木耳泡软，洗净，切丝。

3. 锅中放高汤烧开，将鸡肉撕开，不使其沾住锅放下去煮，去浮沫，转中火，加竹笋、木耳，再放入榨菜，煮1~2分钟，加盐、料酒、麻油调味即可。

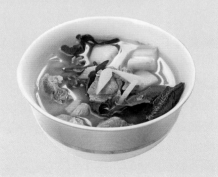

## 蛋炒饭

**材料** 白米饭1碗，鸡蛋3个。

**调料** 葱段、蒜末、豌豆、花生油、盐、酱油各适量。

**做法**

1. 鸡蛋磕开，打散，加适量盐搅匀。

2. 锅中放花生油烧至六成热，倒入蛋液，炒成蛋块。

3. 锅底留油烧热，放入葱段和蒜末翻炒，再放入米饭，用中火慢慢炒透，待饭粒分开后加鸡蛋、豌豆，用盐调味。

4. 从锅边淋上一小匙酱油，充分混合即可。

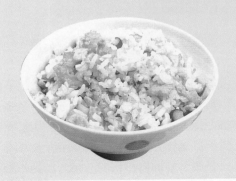

# 偏胖女性孕前怎么吃

为了未来宝宝的健康，体型偏胖的女性需要在日常饮食和生活中多加控制。

有效措施：

1. 避免饮食过量，减少高脂肪食物的摄入。

2. 多进食有助清肠排便的食物，将多余的废物排出。

| 减肥相关食物表 | | |
|---|---|---|
| **有效的食物** | 生的食物 | 生蔬菜、萝卜泥、土豆、豆腐、水果、食用蔬菜汁、生鱼片等 |
| | 酸的食物 | 醋拌菜、酸梅、美乃滋、带皮柠檬、橘子类等 |
| | 其他食物 | 荞麦、海藻类、白菜制的泡菜、大芥菜、南瓜、牛蒡、木耳等 |
| **少吃的食物** | 油腻食物 | 油炸类、炒菜、肥肉、奶油等 |
| **尽量避免吃的食物** | 甜食 | 砂糖、点心类 |
| | 烤焦的食物 | 烤土司、锅巴、烤鱼、烤肉等 |
| | 其他食物 | 火腿肉、香肠等 |

## 酸梅茶

**材料** 腌渍酸梅 40 克（中型 8~10 个）。

**调料** 粗砂糖 4 大匙，柠檬薄片 4 杯。

**做法**

1. 酸梅去核，撕成大块的酸梅肉，若是小粒的，就用原来的肉即可。

2. 锅中放四杯水煮开，加入酸梅肉和核煮 5 分钟，再加粗砂糖煮化。

3. 加少量柠檬薄片趁热饮用。

## 糖醋莲藕

**材料** 莲藕 1 节、柠檬 3 大片、醋 3 大匙、高汤 2~3 大匙。

**调料** 盐、柠檬皮各适量。

**做法**

1. 将莲藕的皮去掉，切成薄片，放入加了少量醋的热水中，煮至不失去脆度的程度，捞起放在过滤水盆中。

2. 将柠檬片、醋、高汤和盐混合起来，做成糖醋，再将莲藕放入糖醋中，将柠檬黄色的皮削成细末，洒在上面即可。

# 消化不良的女性孕前怎么吃

日常生活无规律，如工作紧张、饥饱无度等容易引起消化不良。这类女性因为体内热量过高或体力不足，连带肠胃功能也受到影响。

**措施：**

1. 要将少量营养价值高的食物，做成容易消化的食物摄取，尽量避免食用对身体有冷却作用和酸味的食物。

2. 少吃多餐，一天分4～5次进食。

3. 饭后要充分休息。

| 消化不良相关食物表 | | |
|---|---|---|
| **少吃的食物** | 煮菜、汤类 | 肉、鱼、贝类、蛋、蔬菜等 |
| **尽量避免吃的食物** | 内脏 | 肝脏、牛肚、鸡肫、舌类、鸡皮和其他一切皮类、鸡骨等 |
| | 油腻的食物 | 油炸食物、油炒的食物、奶油和其他动物性脂肪等 |
| | 甜食 | 点心类 |
| | 辛辣食物 | 辣椒、胡椒、山芋叶、咖喱、葱类、胡萝卜等 |
| | 烧烤食物 | 烤土司、烤鱼、烤肉等 |
| | 酸味食物 | 粗饭菜、酸梅、料理、柠檬、番茄酱、草莓、梅酒等 |
| | 生食 | 生水、生蛋、生菜、鲜奶油、萝卜泥等 |
| | 冷却身体的食物 | 草莓、豆腐、竹笋、白菜腌渍的泡菜、大芥菜、南瓜、牛蒡等 |

## 红枣茶

**材料** 红枣4个，粗砂糖4大匙，姜片8克，水700毫升。

**调料** 盐、白兰地各适量。

**做法**

1. 红枣洗净，在两处切裂口，放入锅内。

2. 锅中下适量的水和姜片，加盐用大火煮开，转小火煮30分钟，取出姜，加粗砂糖煮化。

3. 食用时，加少量白兰地，尽量趁热慢慢一点一点地喝。

## 小葱炒猪血

**材料** 猪血350克，小葱段100克。

**调料** 姜丝、料酒、盐、植物油各适量。

**做法**

1. 将猪血洗净，切成2厘米见方的块状，放入开水锅中汆烫一下，捞出控水。

2. 锅中倒油烧至七成热，放入姜丝、猪血和料酒翻炒，然后放入小葱段翻炒至稍稍变软，出锅前依个人口味加入适量盐调味。

# 过敏体质的女性孕前怎么吃

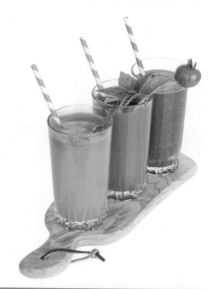

过敏体质的女性身体比较娇贵，想要宝宝就要改善过敏体质，以营造良好的孕育环境。饮食方面的建议如下：

**措施：**

1. 螃蟹、鲍鱼、田螺等海产品都属于发物，过敏体质者特别是荨麻疹、过敏性哮喘和过敏性皮炎的人都要远离。

2. 慎重选择异性蛋白类食物，肉、肝、蛋类都应熟透再吃。日常多吃糙米、蔬菜，可帮助改善过敏症状。

| 过敏体质相关食物表 | | |
|---|---|---|
| **少吃的食物** | 贝类、海藻类、莲藕类 | 海带、扇贝、莲藕等 |
| **尽量避免吃的食物** | 辣的食物 | 山芋叶、芥菜、胡椒、姜、辣椒、咖喱等 |
| | 有兴奋作用的食物 | 动物肝脏、咖啡等 |
| | 烤的食物 | 煎饼、烤饼、烤土司、烤鱼、烤焦的肉等 |
| | 甜卤味食物 | 用糖、酱油等煮菜 |
| | 其他 | 葱、胡萝卜、火腿肉、香肠等 |

## 银丝拌白菜

**材料** 白菜帮 200 克，绿豆芽 150 克，粉丝 100 克。

**调料** 芝麻酱、盐、酱油、白砂糖、醋、香油、味精各适量。

**做法**

1. 将白菜帮洗净，切丝，撒上盐腌渍 2 小时。
2. 绿豆芽与粉丝分别用沸水氽烫一下，捞起浸在冷水中备用。
3. 将白菜轻轻挤去水分，与绿豆芽、粉丝一同加入所有调料，拌匀装盘即可。

## 干贝汤

**材料** 干贝 70 克，甜玉米粒（3/4 杯），萝卜 1 根，豌豆 15 克。

**调料** 水、干贝泡汤、盐各适量。

**做法**

1. 萝卜洗净，连皮切成 2~3 厘米厚的片；豌豆荚去茎，放入加热的盐水中烫一会儿。
2. 锅中加适量水和干贝泡汤烧开，再加入干贝、玉米粒、萝卜煮 2~3 分钟，用盐调味，撒上豌豆，关火即可。

# 不易受孕的女性孕前怎么吃

不少夫妻同居较长时间，虽然没有避孕，但仍不能怀孕。还有的女性受孕后的前3个月就流产了，并反复多次。对这类体质的孕妇，在怀孕前注意饮食的调整是十分必要的。

| 不易受孕女性相关食物表 | |
| --- | --- |
| **有效的食物** | 鹿鞭、鹿筋、当归、枸杞子、姜、鸡肝、菟丝子、童子鸡、鹌鹑、虾、韭菜、苁蓉、陈皮、灵芝、鹿肾、熟地黄、鹿茸、紫河车、白木耳、鹿角、蛤蚧等 |
| **尽量避免吃的食物** | 刺激性的食物、辛辣的食物、冷的食物 |

## 猪肝粥

**材料** 大米200克，猪肝100克，干贝25克。

**调料** 盐、鸡精、葱花、姜丝、料酒、香油各适量。

**做法**

1. 将猪肝洗净，切片；干贝洗净，用温水泡发，换少许清水，加少许料酒蒸一下或用微波炉加热一下，撕碎备用。

2. 将水烧开后放入大米，待粥快好时，放入姜丝、干贝和猪肝同煮，猪肝将熟时熄火，加盐和鸡精拌匀，放入香油和葱花即可。

## 童子鸡露

**材料** 童子鸡1只（约250~300克）。

**调料** 料酒、生姜、盐、白糖各适量。

**做法**

1. 将鸡宰杀，剖洗干净，切成块，沥干水分待用。

2. 生姜去外皮，清洗干净，切成片待用。

3. 将鸡放入大碗中，酌情加料酒、生姜片、精盐、白糖，不放水，在蒸锅中清蒸4小时，每晚睡前食用。

## 益母草煮鸡蛋

**材料** 益母草20克，鸡蛋2个。

**调料** 料酒、生姜、盐、白糖各适量。

**做法**

1. 先将益母草择去杂质，洗净，切成段，沥干水；鸡蛋洗净外壳。

2. 将益母草、鸡蛋放入锅内，加适量水同煮，大火煮10分钟至鸡蛋熟，把外壳剥去，再将鸡蛋放入汤中，小火继续煮15~20分钟即可。

**功效** 调经养血，适用于婚后不孕症。这道汤能增加卵子的排出，提高受孕机会。

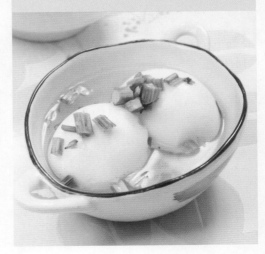

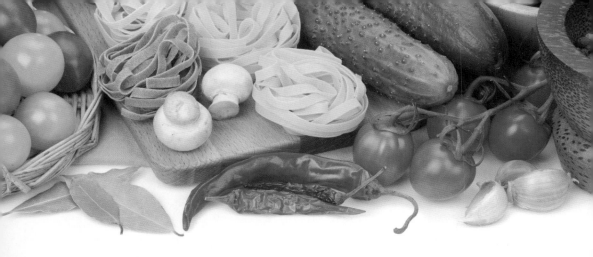

# 素食者孕前怎么吃

严格素食者如果不明白自己需要特别补充哪些营养素，则生育能力降低，且生出有先天缺陷宝宝的风险也较高。最重要的是，素食者需要特别注意自身有哪些营养缺陷。如果素食者能够补偿这些缺陷，他们的生育力应该是正常的，而且胎儿先天缺陷的风险与非素食者不会有太大差别。

### 素食者最容易缺乏哪种营养素

1.素食者最容易缺乏的是蛋白质。蛋白质是由氨基酸组成的，在人体所需要的21种氨基酸中，有9种（组氨酸、异亮氨酸、亮氨酸、赖氨酸、蛋氨酸、苯丙氨酸、苏氨酸、色氨酸和颉氨酸）是人体自身无法合成的，必须从饮食中获得，素食者只能通过食物获取这类氨基酸中的少数。另外，孕前不仅需要每天摄取60克的蛋白质，而且更重要的是，蛋白质的品种必须平衡。

2.饮食中的锌一般是由肉制品提供的，因此，素食者在摄取足够分量这种矿物质时会有相当大的困难。

3.素食者遇到的其他常见营养缺乏还

包括维生素B$_{12}$、铁、脂肪。对于严格的素食者来说，钙和维生素D缺乏也是比较常见的。

### 素食者可以细分成三类不同的人群

1.可以吃蛋类、奶类和植物性食物的素食者。

2.可以吃奶制品、植物性食物的素食者。

3.只吃植物性食物的严格素食者。

 **产科专家告诉你**

**素食者孕前摄入充足营养，有助于好孕**

素食者是孕前营养缺乏症的高风险人群。维生素及矿物质缺乏症已经被证明会延迟受孕，增加流产的风险，而且会导致宝宝先天缺陷。对于大多数准备怀孕的素食者来说，确保各种营养素摄入充足最简单可行的方法是每天补充复合营养素片剂。

## 营养素缺乏的补救

### 缺乏维生素B₁₂的补救

建议：紫菜、菌类(香菇等)＋黄豆

由于维生素$B_{12}$主要存在于动物性食物中，因此，素食者容易缺乏维生素$B_{12}$。紫菜中维生素$B_{12}$的含量可以和鱼类、蛋类相媲美。蚝油也可提供丰富的维生素$B_{12}$，因此可采用蚝油佐餐。菌类如香菇也富含维生素$B_{12}$。严格素食者必须在饮食中添加强化豆浆或维生素补充剂才能确保足够量的维生素$B_{12}$。此外，强化早餐麦片中也富含维生素$B_{12}$。

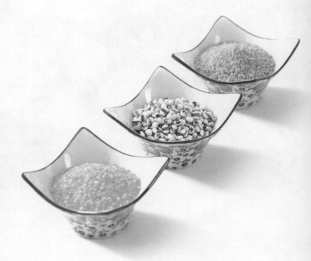

### 蛋白质缺乏及种类不平衡的补救

建议：用大豆蛋白替代猪肉

在解决蛋白质缺乏时，用大豆蛋白替代猪肉就是不错的选择。因为豆制品中含有丰富的植物蛋白，而且豆制品中不含有猪肉中的饱和脂肪酸。

补救蛋白质种类不平衡的方法是：将多种食物搭配食用，增进彼此的营养效果，以此满足氨基酸种类平衡的需求。也就是我们经常听说的营养互补，素食者可以将豌豆和大米、通心粉和奶酪等搭配在一起食用。但这对于严格素食者来说可能比较困难，因此，严格素食者可以适量吃些蛋白粉。

### 缺乏锌的补救

建议：用带皮土豆、四季豆和通心粉代替肉制品

饮食中的锌一般是由肉制品提供的，素食者如果希望通过素食获取足够量的锌，带皮土豆、四季豆和通心粉都是不错的选择。

### 缺乏铁的补救

建议：用五谷杂粮替代动物血

铁主要存在于动物性食物中。素食者可以从五谷杂粮中摄取铁，但应注意人体对其的吸收率较低。另外，铁必须有维生素C的帮助才能转变成造血所需的铁形式，因此，在吃含铁食物的同时适当进食一些番茄、猕猴桃、鲜枣、橘子等富含维生素C的食物。红糖中含铁量丰富，饮食中可以用红糖代替白糖。为了更好地促进铁的吸收，素食者还应注意在食用含铁的素食时，避免食用豆类、咖啡、茶等会妨碍铁吸收的食物。

### 缺乏脂肪的补救

建议：用植物脂肪替代动物脂肪

过多摄入脂肪对身体健康没有好处，但如果身体缺乏脂肪也会对健康造成影响。其实素食并不代表就要远离脂肪，可以用植物性脂肪来代替动物性脂肪，比如植物油、豆类、豆制品、坚果这些食物里面都含有丰富的植物性脂肪，并且不含胆固醇和饱和脂肪酸，含有丰富的不饱和脂肪酸，可以有效地预防心血管疾病、血脂异常、脂肪肝和肿瘤等的发生。

# 男性宜补营养素排行榜

| 营养素排行 | 功 效 | 推荐食材 |
|---|---|---|
| 锌 | 缺锌会影响性功能和精子质量 | 牡蛎、动物肝脏、花生、鱼、蛋、奶、肉、水果、豆类、坚果、白菜、白萝卜、茄子等 |
| 硒 | 硒是影响精子产生和代谢的一系列酶的组成成分，男性缺硒容易导致精子生成不足，也会影响精子活性 | 大蒜、菌菇、芝麻、海产品、黄芪、紫苑等 |
| 锰 | 缺锰容易使得男性雄性激素分泌减少、性功能低下、睾丸萎缩、精子减少等，出现肾虚 | 谷类、坚果、叶菜类、茶叶等含量丰富；肉、鱼、蛋、奶等含量较少 |
| 铬 | 机体如果缺乏铬，胰岛素的活性就会降低，容易出现空腹高血糖、糖尿病、动脉血管粥样硬化等 | 动物肝脏、带皮土豆、新鲜蔬菜、面包等 |
| 维生素 A | 维生素 A 可以将视黄醇转化为视黄醛，促进睾丸增长，如果缺乏的话，容易影响睾丸组织产生精母细胞，输精管上皮变性，睾丸重量下降，精囊变小，前列腺角质化 | 动物肝脏、奶制品、鱼、西红柿、杏、甜瓜等 |
| 维生素 $B_6$ | 能增强人体免疫力，防止皮肤癌和膀胱癌，如果缺乏的话，容易导致慢性病的发生 | 酵母粉、米糠、白米、鸡肉、鱼、肝、土豆和葵花籽等 |
| 维生素 C | 提高人体免疫力，预防疾病发生，保护牙齿和牙龈；减少精子凝集，帮助精液液化 | 花菜、青辣椒、橙子、葡萄汁、西红柿等 |
| 维生素 E | 能促进性激素分泌，使男性精子的活力和数量增加；也能提高女性生育能力，预防流产；延缓细胞老化，保持红细胞的完整性，促进细胞合成；抗污染，抗不孕 | 猕猴桃、坚果、瘦肉、乳类、葵花籽、芝麻、玉米、花生、菠菜、甘薯、山药、莴苣、卷心菜、奶类、蛋类、鱼肝油等 |
| 粗纤维 | 中和体内的油脂，清理肠胃，对肥胖、高血脂、糖尿病等能起到一定防治作用 | 玉米、小米、燕麦、红薯、黄豆、绿豆、芹菜、韭菜、木耳、蘑菇、茄子、海带等 |

# 男性壮阳补肾菜谱

## 核桃仁炒韭菜

**材料** 韭菜 250 克，核桃仁 60 克。

**调料** 芝麻油、盐各适量。

**做法**

1. 将韭菜去除杂质，冲洗干净，切段。

2. 锅中倒入适量芝麻油烧至六成热，下核桃仁炒熟，然后下韭菜段和核桃仁一起翻炒，加适量盐调味即可。

**功效** 补虚养肾，润肠通便。

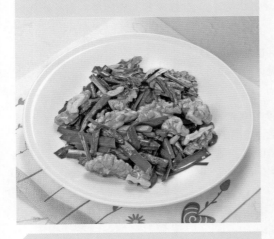

## 韭菜炒鲜虾

**材料** 鲜虾 240 克，韭菜 150 克。

**调料** 植物油、味精、盐各适量。

**做法**

1. 韭菜清洗干净，切长段；鲜虾去壳，洗净。

2. 锅中倒适量植物油烧热，再倒入韭菜、鲜虾翻炒，加味精、盐调味即可。

**功效** 补肾壮阳，益精固肾。

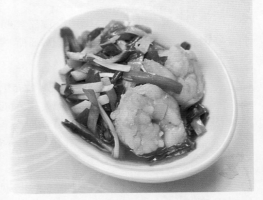

## 山药枸杞子炖羊肉

**材料** 羊肉 500 克，山药、枸杞子、红枣、桂圆肉各 20 克。

**调料** 植物油、生姜块、盐、料酒各适量。

**做法**

1. 将羊肉洗净，切块；山药去皮，洗净，切块；枸杞子、桂圆肉、红枣洗净。

2. 锅中倒油烧热，放入羊肉、生姜块翻炒，加入料酒和适量清水煮沸，加入山药、桂圆、枸杞子、料酒煮至羊肉熟烂，加盐调味即可。

**功效** 滋肝肾，益气血，补虚损。

## 黄花菜熘炒猪腰

**材料** 猪腰 500 克，黄花菜 50 克。

**调料** 葱段、姜片、小茴香、盐、白糖、水淀粉、味精、植物油各适量。

**做法**

1. 将猪腰一剖两半，去除筋膜臊腺，洗净，切花片；黄花菜摘洗干净，切成段。

2. 锅内倒油烧热，炒香葱段、姜片，放腰花、小茴香、盐翻炒片刻，至猪腰变色熟透。

3. 再放入黄花菜、白糖煸炒几下，加水淀粉勾芡，加味精调味即可。

**功效** 温补肾阳，平肝补血。

## 杜仲炖腰花

**材料** 羊腰子 150 克，杜仲 15 克。

**调料** 盐、葱段、味精、料酒各适量。

**做法**

1. 将羊腰子洗净，切开，去筋膜，切花片。
2. 将腰花内放入盐、葱段、味精、料酒，与杜仲同炖，炖熟即可。

**功效** 气血双补。

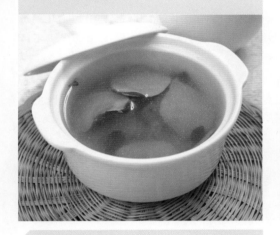

## 韭菜炒鳝丝

**材料** 鳝鱼 100 克，韭菜 40 克。

**调料** 芝麻油、盐、料酒、味精各适量。

**做法**

1. 鳝鱼去内脏洗净，切丝；韭菜洗净，切段。
2. 锅中倒芝麻油烧热，放入鳝鱼丝炒 4 分钟，倒入料酒、鸡精、盐，加入韭菜快速炒匀即可。

**功效** 温肾，助阳，固精。

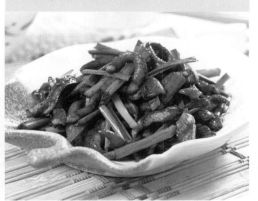

## 墨鱼鸡块

**材料** 鸡腿 100 克，大白菜 50 克，香菇、金针菇、墨鱼各 80 克。

**调料** 鸡精、白胡椒粉、盐、料酒、鸡汤、姜片、葱段各适量。

**做法**

1. 鸡腿肉洗净，切块，加盐、料酒和姜片腌渍 20 分钟；大白菜洗净，切块；香菇泡软，切块；金针菇去头部。
2. 墨鱼交叉划刀，不要切断，放入沸水中使其自然卷起。
3. 锅中放鸡汤和葱段煮沸，加鸡块焖煮 30 分钟，放香菇、金针菇、白菜、墨鱼卷焖煮 10 分钟，起锅前放鸡精，撒白胡椒粉即可。

**功效** 利肝脏，益肠胃。

## 柠檬炖乳鸽

**材料** 乳鸽 500 克，柠檬 30 克。

**调料** 白糖、味精、酱油、料酒、高汤、植物油各适量。

**做法**

1. 将乳鸽烫毛，去尽毛及内脏，洗净，鸽身腹腔内外用料酒、酱油抹匀，腌渍一会儿，放入沸油锅中炸约 3 分钟，捞起。
2. 柠檬去皮，切成薄片。
3. 锅置火上，加入高汤烧开，放入乳鸽、柠檬片、白糖、味精、酱油、料酒烧开，撇去浮沫，转小火炖至鸽肉熟烂即可。

**功效** 生津止渴，祛暑补精。

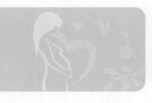

# 提前3个月补充叶酸

## 叶酸能有效预防胎儿神经管畸形

叶酸对备孕和怀孕的女性都非常重要。研究发现，孕早期缺乏叶酸是引起胎儿畸形的主要原因。因为神经管闭合发生在胚胎发育的3～4周，缺乏叶酸易引起神经管不闭合，导致以脊柱裂和无脑畸形为主的神经管畸形。

很多女性在得知自己怀孕后才开始补充叶酸，这时已经是受精后的半个月了，这容易使早期胎儿的脑部和脊髓因叶酸缺乏而发育不全，进而导致脑部和脊髓缺陷。因此，女性应在准备怀孕前就开始补充叶酸。

### 需要重点补充叶酸的人群

| 需要重点补充叶酸的人群 | 原因分析 |
| --- | --- |
| 年龄超过 35 岁的备孕女性 | 受孕后卵细胞的纺锤丝老化，生殖细胞在减数分裂时容易出现异常，从而生出畸形宝宝 |
| 曾有一胎患神经管缺陷的备孕女性 | 神经管缺陷再次发病的概率是 2%～5%，曾有两胎同样缺陷者，概率更高，而患者的同胞姐妹发病的概率也会比正常人高 |
| 吃不到绿叶蔬菜及柑橘的备孕女性、高原地区的备孕女性 | 容易缺乏叶酸，导致胎儿先天畸形 |
| 过于肥胖的备孕女性 | 肥胖可能会引起体内代谢异常，并由此导致胚胎的神经系统发育变异 |

 产科专家告诉你

### 为了优生，备育男性也要服叶酸

对于想做父母的夫妻来说，不仅女性需要补充叶酸，男性也需要补充。叶酸在人体内能和其他物质结合形成叶酸盐，如果男性体内缺乏叶酸盐，容易增加宝宝出现染色体缺陷的概率。此外，一些调查结果显示，男性精子含量低也与体内叶酸缺乏有关。所以，建议男性也应补充叶酸。

### 食物简易测算法

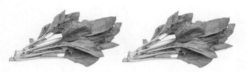

4棵中等大小的菠菜（约100克）大概含叶酸117微克

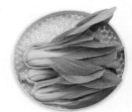

3棵中等大小的油菜（约100克）大概含叶酸104微克

### 孕前怎样补充叶酸

**每日建议摄取量** 备孕女性最好在准备怀孕前3个月开始，每天摄取400微克的叶酸。

**摄取来源** 叶酸的食物来源主要是各种蔬菜、动物肝脏、蛋黄等。也可以通过服用叶酸制剂来补充叶酸。

**摄取方式** 我国居民每日平均可从食物中获得50～200微克叶酸，这远不能满足孕妇的叶酸需求。所以，准备怀孕的女性需要另外服用叶酸制剂。

**常见食材中叶酸含量表**

| 食材 | 叶酸含量（每 100 克可食用部分） |
| --- | --- |
| 猪肝 | 425.1 微克 |
| 菠菜 | 116.7 微克 |
| 油菜 | 103.9 微克 |
| 北豆腐 | 39.8 微克 |
| 开心果 | 34.5 微克 |
| 小麦粉 | 23.3 微克 |
| 小米 | 22.4 微克 |

### 叶酸与维生素C补充剂不能同时服用

实验证明，叶酸在酸性环境中容易被破坏；而维生素C在酸性环境中则比较稳定。二者的稳定环境相抵触，如果在补充叶酸的同时服用维生素C，二者吸收率都会受影响。建议二者最好间隔半小时以上服用。

**专家答疑**

### 备孕女性问：准爸爸长期吸烟，能生出优质宝宝吗？

**产科医生答** 烟中的尼古丁能降低激素分泌和杀伤精子，也会影响生殖细胞和胚胎的发育，造成胎儿畸形，不利于优生优育。

但是，长期吸烟的男性只要在孕前半年戒烟，使身体内的毒素逐渐清除，也是可以生出优质宝宝的。

### 备孕女性问：丈夫常服用利尿药，对怀孕是否有影响？

**产科医生答** 利尿药、抗癌药、咖啡因、吗啡、类固醇等很多药物对男性精子质量都会产生不良影响，可能导致宝宝缺陷、发育迟缓、行为异常等。所以，备孕夫妻的用药都应具体咨询医生。

### 备孕女性问：经常坐沙发，会损害睾丸的生精功能，不利于精子的生成吗？

**产科医生答** 男性长时间坐在柔软的沙发上时，整个臀部会陷入沙发中，沙发的填充物和表面用料会包围、压迫阴囊。当阴囊受到过久压迫时，会出现静脉回流不畅的情况，导致睾丸附近的血管受阻，瘀血严重时可导致精索静脉曲张。

当精索静脉曲张时，睾丸新陈代谢产生的有害物质不能及时排出，睾丸也得不到足够的营养，分泌的睾酮就会减少。睾酮是维持男子性功能和产生精子的动力，一旦缺乏，就有导致男子性功能障碍和不育的危险。同时，精子生成需要适宜的温度，过久地坐在软沙发上，阴囊被包围受压，温度调节的功能失调，睾丸温度上升，不利于精子的生成。

因此，男性坐沙发时，不要长时间维持一个姿势，坐着时可以时常挪动一下臀部；每40分钟站起来活动一下，可以有意识地起来倒杯水、去趟厕所或在电视播放广告时，站起来走动一下。

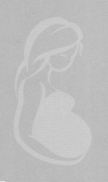

第**4**章

# 怀孕前1个月
## ——与聪明宝宝的约定

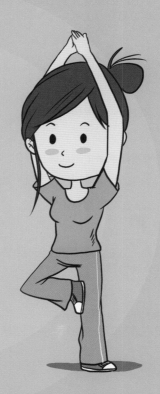

为了让宝宝占尽天时、地利、人和，未孕爸妈这一阶段应该做好充分的准备：营造优美的居室环境，调整并保持良好心态，注意营养和饮食，生活规律，尽量不要出差、加班或熬夜等。未孕妈妈还需要每天坚持测量基础体温，推测自己的排卵期，争取在最佳的怀孕时机受孕。

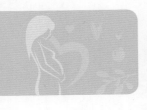

# 环境与生活起居

## 问卷调查：你的生活方式是否健康

**下面的问题，回答"是"，记为1分。**

**1** 如果你是女性，你是否每周饮酒50毫升以上？如果你是男性，你是否每周饮酒70毫升以上？
□是　　　　□否

**2** 你是否经常暴饮？
□是　　　　□否

**3** 你或你的爱人吸烟吗？
□是　　　　□否

**4** 你每周在家做饭的次数少于3次吗？
□是　　　　□否

**5** 你每天都想吃甜食吗？
□是　　　　□否

**6** 你晚上入睡是否困难，一旦醒来，再次入睡也很困难？
□是　　　　□否

**7** 你的手机是否时刻开机，你是否发现自己很难与周围人短时间内脱离联系？
□是　　　　□否

**8** 你每周运动少于3次吗？
□是　　　　□否

**9** 你每周都工作超过50个小时吗？
□是　　　　□否

**10** 你经常是夜晚甚至周末都在工作吗？
□是　　　　□否

**11** 你对你的经济状况担忧吗？
□是　　　　□否

**12** 你在一周刚开始的时候会感觉到恐惧吗？
□是　　　　□否

**13** 你很少有时间去见你的朋友和家人吗？
□是　　　　□否

**14** 你是否很难在目前的行程中给自己放几天假？
□是　　　　□否

**15** 你每天晚上睡眠时间少于7个小时吗？
□是　　　　□否

## 你的分数

0～4分　你的生活方式是非常平衡的，虽然也存在一些不良行为习惯，但基本不影响你的健康和生育。

5～8分　你的生活方式可能正在影响健康和生育，虽然不是很明显。建议你做出一些改变以提高你的受孕概率。

9～12分　你的生活习惯中只有很少一部分是健康的，需要好好反省并及时调整。你越早做出改变，效果就会越早显现出来。

13～15分　你的健康和生育已经明显受生活方式的影响，需要彻底做出改变。

### 问卷解析：

（1）多于题目中所说的饮酒量，就会对生育产生影响。

（2）每天消化掉少量的酒精比起在几个小时内代谢掉一周积攒的饮酒量，会对你的身体影响更小。

（3）吸烟与怀孕是水火不相容的。

（4）这种生活方式是不健康的，从侧面反映出你的饮食也是不健康的。

（5）血糖波动可干扰内分泌平衡，从而对生育有一定影响。

（6）除了表现为疲劳外，入睡困难还是压力大的一种表现。

（7）充足的睡眠对于机体的修复以及功能的正常运转都是必要的。

（8）运动对增强一个人的健康和生育能力都有很重要的作用。

（9）你需要找出不得不长时间工作的原因，并找出方法来改善这种情况。

（10）夜晚工作会影响到你晚上的睡眠，在周末工作你的大脑就不能得到充分的休息放松，不利于你下一周工作的开展。

（11）经济问题是困扰很多夫妻的问题，你应该在它影响到健康和生育之前找出一定的解决办法。

（12）寻找一些在工作中能使你放松的方法，看看是否能改变你目前的工作状况，减轻它带给你的压力。

（13）与亲近的人在一起可以改善你的情绪，缓解压力。

（14）休假对调节情绪、缓解压力是非常有必要的，而且也是非常好的怀孕时机。

（15）要学会与外界短时间内断绝关系，把注意力放在自己和爱人身上。

# 打造舒适的家居环境有利于优生

好的家居环境不仅有利于女性健康，同时与是否能顺利怀孕及胚胎的健康发育密切相关。因此，计划怀孕的夫妻必须要努力创造一个舒适的家居生活环境。

## 房间布局要合理

房间的整体布局要以舒适为原则，空间不一定很大，但要科学合理地设计。可以选择环保材料将房间装饰得舒服温馨一些。色彩搭配要明亮柔和，房间保持干净整洁，家具摆放要合理。合理的布局能够让夫妻生活更加舒适，精神更加愉悦，心情更加愉快，感情也会更好，有利于孕育宝宝。

## 居室内的温度和湿度要适宜

一般居室内的温度保持在18℃～24℃，湿度保持在40%～50%为佳。如果温度过高或过低都会引起人的情绪波动，使人烦躁不安或抑郁，间接影响排卵或卵泡成熟。室内过于干燥，会导致口干舌燥、焦虑不安、心烦等，同样会影响健康及排卵，不利于受孕或妊娠。

## 适宜摆放在室内的植物

滴水观音、白掌、吊兰、芦荟、常春藤、富贵竹、绿萝、仙人掌、君子兰、文竹、橡皮树、龟背竹、鸭脚木、铁线蕨等植物，摆放在居室内能够清除空气中的灰尘和人体呼出的废气，还能过滤甲醛、苯、丙酮、二氧化碳、二氧化硫、一氧化碳等有害物质，减少电磁辐射，降低患病的概率。

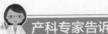

**产科专家告诉你**

### 新装修的房子不要立刻入住

新装修的房子会散发出甲醛等有毒气体，不仅对人体有危害，而且容易造成孕妇流产或胎儿畸形等。最好通风去除异味3个月后，再找专业人士检测室内甲醛浓度，检测合格再入住。

# 居家防止电磁辐射

| 电器 | 电磁辐射的危害 |
| --- | --- |
| **电视机** | 电视机的放射线会影响身体健康，而且越靠近电视，辐射越强；亮度调节越高，辐射也越强。因此，备孕和怀孕女性最好少看电视，即使看也应距离电视机屏幕 2 米以外。 |
| **电脑** | 电脑显示器内有高压静电，其产生的电磁场对人体有害。其中，电脑显示器的两侧和背面的射线最为强烈。备孕及怀孕女性需要尽量避免使用电脑。 |
| **微波炉** | 微波炉是所有家电中磁场最强的，也是对人体健康威胁最大的电器之一。在使用微波炉时，要注意关好炉门，并与机器保持距离，在微波炉结束工作 10 分钟后再打开炉门取用食物。 |
| **电磁炉** | 电磁炉在运行时所产生的辐射会被炒锅挡住，但在移开炒锅时，辐射量就十分惊人了。为了优生，建议最好不要使用电磁炉。 |
| **冰箱** | 冰箱一天 24 小时都在运行，其产生的电磁污染也不可忽视，平时最好不要频繁地开关冰箱门。 |
| **空调** | 必须使用空调的家庭，最好定时开窗通风，排放室内污浊气体。不要在空调房内久留，尽量每隔 3 个小时就到户外走一走，呼吸一下新鲜空气。 |
| **手机** | 在手机即将接通的一瞬间，电磁波的能量最强，其所产生的辐射要比通话时高出 20 倍。建议尽量减少手机使用频率，更不能将手机长时间挂于胸前。 |
| **电吹风** | 很多女性习惯使用电吹风吹干头发，殊不知其产生的电磁辐射对人体的伤害也很大。因此，平时洗头后最好让头发自然风干，避免使用电吹风。 |

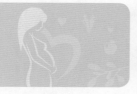

# 调节心理及思想至最佳状态

## 孕前心理准备问答题

你做好当父母的准备了吗？不妨来自我检测一下。认真考虑以下几个问题，将你的答案写下来，审视一下自己内心深处对于孕育一个宝宝的真实想法吧。

### Q1.你人生的重大愿望有哪些？

（回答的时候不要让目前的各种因素限制自己，努力去倾听自己内心深处的声音。如果你的前5个愿望都与家庭和子女无关，那么就要慎重决定现在是否该要孩子了。）

答
-------------------------------------------
-------------------------------------------
-------------------------------------------
-------------------------------------------
-------------------------------------------
-------------------------------------------

### Q2.你童年时期有哪些美好的回忆？

（童年生活对人的一生影响深远，看看你能否给自己的孩子一个美好的童年）

答
-------------------------------------------
-------------------------------------------
-------------------------------------------
-------------------------------------------
-------------------------------------------
-------------------------------------------

**Q3.你喜欢和孩子相处吗？**

（对待别人孩子的态度也值得参考一下。）

答

**Q4.凭你的阅历，你遇到或听说过哪些好父母？你觉得怎样才能成为好父母？**

（可以是身边的亲人、朋友，也可以是陌生人，甚至可以是历史名人。想一想那些关于教育孩子和爱孩子的小故事，如果没有，就去和别人交流一下，搜集一些相关信息，阅读一些相关书籍。记住，成为好父母是需要学习的。）

答

**Q5.你觉得父母给予你最重要的东西有哪些？**

（将来，这些东西可能也是你最想要给自己的孩子的。）

答

# 女性常见心理问题的预防

心理学家调查表明，女性由于自身的生理特点和社会环境中的压力，心理障碍及疾病发生率要高于男性。

## 神经衰弱

神经衰弱是大脑因长期过度紧张、思想负担过重，以及极度疲劳引起的高级神经系统功能失调的一种疾病。

**症状表现**

1. 经常性头痛、头晕、烦躁。

2. 既容易兴奋又容易疲劳，夜间入睡困难或多梦。

3. 精神萎靡，注意力不集中，工作效率低，记忆力减退，情绪波动大等。

**预防措施**

养成良好的生活习惯，多到空气新鲜、环境优美的地方进行体能锻炼，增强体质。有意识地减轻思想负担，多看书，最好是经典名著，与伟人对话能够让你增长智慧，扩大自己的精神世界。多与人沟通，打开心扉，不要封闭在自己的世界里。

## 焦虑症

焦虑症是生活中某些矛盾或突发事件引起的强烈刺激而导致的，例如失去亲人、人际关系冲突等。

**症状表现：**

1. 心情焦虑，缺乏安全感，常有大祸临头的感觉，坐立不安。

2. 常伴有自主神经系统功能紊乱引起的躯体症状，如手指麻木、四肢发凉、胸闷、食欲不振、胃部灼烧感等。

**预防措施**

加强思想修养，锻炼科学严谨的逻辑思维能力，对工作要有科学的方法，对生活要懂得顺其自然，不要强求。

## 忧郁症

忧郁症与焦虑症相似，是由于长期心理压抑，无处发泄，积累到一定程度时引起中枢神经系统功能紊乱所致。

**症状表现**

1. 食欲不振、失眠、疲倦，有的患者会出现轻微的驼背。

2. 行为和思想都非常消极，如自我评价低，否定自己甚至自我歪曲，悲观，缺乏进取心和克服困难的勇气。

3. 情绪消极，常常表现出心情沮丧、感情淡漠、爱哭、多愁善感。

4. 严重的患者有妄想，甚至自杀趋向。

**预防措施**

找到宣泄自己情绪的方法，如果不能做到直接倾诉，可以通过写日记、写信来表达；工作上如果遇到难题，尝试多做理智的沟通，尽量畅所欲言；生活中多宽容，多理解，多谦让，不要对一些小事耿耿于怀。

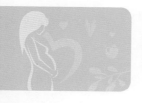

# 营养饮食方案

## 问卷调查：你是否拥有健康的饮食习惯

通过前面几个月的调整，你现在已经具备了健康规律的饮食习惯了吗？现在就尝试着回答以下的问题，帮助你来了解一下自己的健康状况吧。回答"是"，记为1分。

**1** 你一天进食的水果或蔬菜是否少于5种？
□是　　　　□否

**2** 你是否经常不吃早饭？
□是　　　　□否

**3** 你经常不吃午饭或晚饭吗？
□是　　　　□否

**4** 你经常吃甜食吗？
□是　　　　□否

**5** 你每天是否需要喝至少两杯咖啡或4～5杯茶？
□是　　　　□否

**6** 你是否在吃饱时还强迫自己吃完盘子里的东西？
□是　　　　□否

**7** 如果不将茶和咖啡计算在内，你一天的饮水量是否少于1000毫升？
□是　　　　□否

**8** 做饭时你是否喜欢多放些盐？
□是　　　　□否

**9** 你是否每周食用至少一次方便食品或外卖食品？
□是　　　　□否

**10** 你是否有消化问题或便秘？
□是　　　　□否

**11** 你是否经常在睡前两小时内吃东西？
□是　　　　□否

**12** 你是否经常吃一些高脂肪的食物？
□是　　　　□否

**13** 你是否有暴饮暴食的习惯？
□是　　　　□否

**14** 你是否经常节食？
□是　　　　□否

**15** 你经常吃白面包吗？
□是　　　　□否

## 你的分数

| | |
|---|---|
| 0～3分 | 你的饮食习惯非常健康，这对你增强生育能力非常有帮助。 |
| 4～7分 | 总体来说你的饮食习惯是健康的。但是你需要反省一下你回答"是"的问题，在这些方面做出改善，进一步提高你的生育能力。 |
| 8～11分 | 你的饮食习惯并不是很健康，这可能是由于工作忙碌影响了你的饮食，在一段时间内做出改变，你就会看到身体状况的改善。 |
| 12～15分 | 你的饮食习惯很不健康，可能存在营养缺乏或内分泌调理问题，但幸运的是，在提高生育能力上，改变饮食习惯是最容易的方法，所以你应该做出改变。 |

### 问卷解析：

（1）水果和蔬菜中含有身体必需的营养素。

（2）一日三餐中早餐最为重要，尤其对于女性来说，经常不吃早餐会导致体内血糖及激素分泌失衡。

（3）不吃饭会使身体处于饥饿状态，机体会代偿性地储存更多的能量，并使之转化成为脂肪；也会使体内血糖水平降低，从而影响内分泌的平衡。

（4）常吃甜食容易肥胖，你需要在两周内抛弃所有甜食，将血糖调节到一个正常水平。

（5）咖啡因具有利尿作用，会使身体处于失水状态。

（6）这样不仅会增加体重，而且还会出现腹胀或烧心等不适。吃饱时立即停止进食会感觉好一些。

（7）缺水会使得人体内血糖水平失衡，并使人感到疲乏，要勤喝水，不要等到口渴了才喝水。

（8）盐摄入过多会引起血压升高，所以应该尽量减少盐的摄入，每人每天不要超过6克。

（9）最好不要吃这些食品，如果无法避免，应尽量减少这类食物的摄入。这些食物中往往含有过多的盐、脂肪及添加剂。

（10）大部分是由生活和饮食习惯引起的，需要尽快调整。

（11）这会影响到食物的消化，应尽量早点吃东西。

（12）可以用健康的零食来代替甜的、咸的或高脂肪的零食，以免体重增加或使体内的血糖水平失衡。

（13）这会使体内激素及血糖水平失衡，从而影响怀孕。

（14）节食同样会使体内激素的分泌受到影响，从而影响怀孕，所以减肥要用健康合理的饮食手段。

（15）白面包以及其他精加工食品营养价值并不高，将部分精制食物换成糙粮会使你的精力更加充沛，也可以减少你对甜食的依赖。例如用全麦面包代替白面包。

# 常吃提高生育能力的食物

据报道，有些食物能够降低跟生育相关疾病的概率。虽然从科学上来讲，没有一种食物能够保证提高生育能力，但是它们对健康大有裨益，计划怀孕的夫妻可以有意识地补充。

### 提高性欲的食物

含有维生素和矿物质的食物能够增强体质，对生育是有好处的。这些食物主要包括石榴、香蕉、无花果、大枣、大蒜、杏仁、龙须菜、杏仁、牡蛎等。

### 促进女性激素分泌的食物

这些食物富含色氨酸及酪氨酸，可以提高脑内血管紧张素及多巴胺的水平，促进女性激素的分泌，使受精卵更容易着床于子宫内膜。富含色氨酸的食物有木瓜、大枣、芹菜、香蕉、杏干、胡萝卜、番薯、葵花籽及杏仁等；酪氨酸多见于瘦肉、火鸡肉、鱼类（如鳕鱼、沙丁鱼等）、蟹、豆类及燕麦等。

### 提高精子、卵子品质的食物

精子及卵子容易受自由基的损伤，富含黄酮的食品可以对其起到保护作用。黄酮是一种植物色素，它的存在使得水果呈现了不同的颜色，而且本身有潜在的抗氧化能力，可以中和自由基造成的损伤。富含黄酮类物质的食物有蓝莓、浆果、葡萄、橙子、桃子、李子及番茄等。

### 有利于精子生成及运输的食物

对于男性来说，某些营养素如锌和维生素C，对提高精子数目以及精子质量具有重要的作用。锌主要来源于坚果、蛋类、鱼、果仁以及谷物等；维生素C主要来源于新鲜蔬菜和水果，如猕猴桃、番茄等。

对于女性来说，吃一些碱性食物有利于保持阴道分泌物正常，碱性环境适合运输精子，所以富含碱性食品的蔬菜和水果是能够促进生育的，例如龙须菜、竹笋、土豆、苹果、牛油果、浆果、苹果、橄榄及桃子等，都是偏碱性的食品。

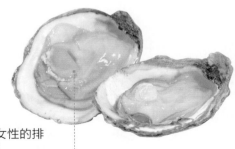

牡蛎富含锌，而锌在男性产生精液和睾丸激素以及女性的排卵和生育能力方面，都能发挥作用，可以适量吃一些。

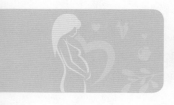

# 科学推测排卵期

## 基础体温测量法找排卵日

　　孕激素对女性的体温具有调控作用，而且其本身比较复杂，总是在不断变化着，所以基础体温会出现波动。正常女性的基础体温以排卵日为分界点，呈现前低后高的状态，即双相体温。

　　基础体温测量法就是根据女性在月经周期中呈现的双相体温来推测排卵期的方法，从月经来潮第一天开始，坚持每天按时测量体温。一般情况下，排卵前基础体温在36.6℃以下，排卵后基础体温上升0.3℃~0.5℃，持续14天。从排卵前3天至排卵后3天这段时间是易孕期，可作为受孕计划的参考。

测量体温的注意事项

1. 用来测量基础体温的体温计，刻度最好能精确到 ±0.05℃

2. 晚上睡觉前把体温计的标示甩到 35℃ 以下，放置在床边容易拿取、夜里翻身也不会碰到的地方，且体温计周围不能有热源

3. 第二天早上醒来时先不要翻身、伸懒腰、起身、上厕所等，而要把体温计放入口中，静卧 5 分钟后取出来记录温度

4. 经常倒班、上夜班、不能睡整夜觉的女性，可以将某一次睡眠满 6 小时后醒来时测量的体温数值作为基础体温

### 记录基础体温的注意事项

1.用体温计测量体温后，在图表内的相应位置处画上圆点"●"标记，一个月经周期结束后，把各小圆点用线段连接起来，即成为基础体温曲线。记录时间为从月经第一天起到下次月经开始的前一天。

2.月经期间要注意观察并记录月经量。经量适中、正常时，用1个"×"标记；经量较多时，记"××"；经量特别少时，用"、"标记。

3.同房时，在体温圆点外加一圆圈，标记为"☉"。另外，如果能达到性高潮，在☉上方加"↑"标记；有性兴奋但达不到高潮时，在☉上加"—"标记；如果性感觉冷淡，则在☉下方加"↓"标记。

4.在接近排卵期时，要特别留意阴道分泌物的情况，量多如流清涕、透明、拉丝长度大于5厘米时，用"+++"在"备注"栏内相应位置做标记；拉丝长度3~5厘米时，标记"++"；量不多且浑浊、拉丝长度小于3厘米时，用"+"标记。

5.有失眠、感冒、腹痛、阴道出血等特殊情况时，在"备注"栏内加以说明。

6.接受检查、治疗或服药时，宜在"备注"栏内相应位置处做记录，在小方格中加"↑"表示开始，加"↓"表示结束。

### 基础体温曲线呈双相也有误导情形

基础体温曲线呈双相，并不能说明一定发生了排卵。在以下两种情况下，即使没有排卵也会有孕激素产生，从而造成基础体温曲线呈双相的假象：

（1）直径小于15毫米的小卵泡黄素化。

（2）直径大于20毫米的大卵泡不破，未破卵泡黄素化。

前一种情况是卵泡到了直径15毫米左右停止生长；后一种情况是卵泡继续生长，

**产科专家告诉你**

#### 体温曲线的走向可以反映孕激素的波动

对温度中枢起作用的激素主要是孕激素，体温曲线的走向大致可以反映孕激素的水平。排卵前，孕激素主要由肾上腺分泌，量很小，所以体温曲线呈低温状态；排卵后，卵子排出的地方变成黄体，黄体分泌大量的孕激素和雌激素，为受精卵着床做准备，于是体温骤然上升，呈高温状态。

**产科专家告诉你**

#### 挑选一支精确的体温计

基础体温计的刻度较密，精度需要为±0.05℃，方便女性准确测量基础体温。目前常用的女性基础体温计大多数采用的是更安全的电子体温计。挑选时最好选用抗菌卫生材质的，因为要放入口腔；要选择液晶显示屏体温计，能直接显示测量结果，一目了然、灵敏而清晰，保障测量结果的准确性；要选择测量完成后有自动蜂鸣提示功能的，这样可以避免因为测量时间不一致而导致测量偏差。

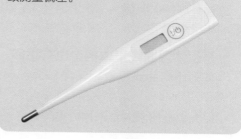

### 有排卵的基础体温曲线图

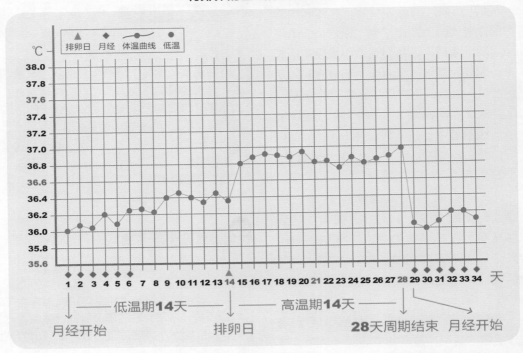

注：根据基础体温曲线图可以对排卵日做出比较正确的判断。在体温从低温向高温过渡的时候，会出现一个低温，一般情况下，这个低温的出现往往就是在你的排卵当天。

到直径20毫米以上的不排卵。这两种情况都能使孕激素升高，使基础体温曲线表现为双相性。

在基础体温曲线呈双相的女性中，出现上述误导的比例为13%~44%，因此基础体温曲线呈双相不能作为判断排卵与否的唯一标准。

### 基础体温曲线呈单相者也有排卵

基础体温曲线呈双相不能作为排卵的唯一证据，单相体温也不能完全说明没有排卵。

在大多数情况下，单相体温的确表示没有排卵，但临床发现，这并不是绝对的。体温的变化是由于孕激素水平的波动刺激了体温调节中枢，使基础体温升高或者降低。但是有些女性的体温调节中枢对孕激素的反应并不敏感，虽然孕激素发生波动，但体温没有明显的升降。

因此，单凭基础体温曲线来判断是否排卵并不准确。要确切知道是否排卵，还要同时使用其他方法。

# 如果长时间有下面两种体温变化时应去医院妇产科寻求医生的帮助

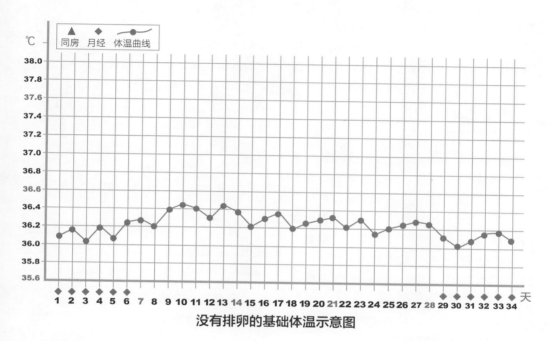

没有排卵的基础体温示意图

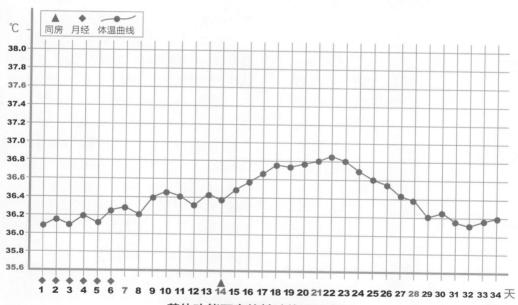

黄体功能不良的基础体温示意图

# 日程表法找排卵日

大部分育龄女性的排卵时间是在下次月经前12~16天（平均14天）。因此，可以从下次月经的大概开始日期向前推14天来预测排卵日。这种方法比较简便，但误差较大，因此我们推荐使用它的改良方法：

### 计算公式

易孕期第1天

=最短一次月经周期天数－18天

易孕期最后1天

=最长一次月经周期天数－11天

在用这个公式计算之前，需要你连续8次观察、记录自己的月经周期，掌握自己月经周期的最长天数和最短天数，代入以上公式得出的数字分别表示"易孕期"的开始和结束时间。

月经周期的天数是指从此次月经来潮的第1天到下次月经来潮的第1天所历经的天数。

例如，某女性前8个月的月经周期最长为30天，最短为28天，代入公式为：

易孕期第1天：28天－18天=10天

易孕期最后1天：30天－11天=19天

### 产科专家告诉你

#### 排卵前子宫颈会分泌出黏液

女性的排卵是一项重大的生理活动。在排卵前性腺就开始活跃起来。排卵发生前雌激素会达到一个高峰（200~500pg/ml），这时子宫颈在雌激素的作用下，会分泌出大量蛋清状含水量十分丰富的黏液，可以拉成长丝。

说明这位女性的"易孕期"开始于本次月经来潮的第10天，结束于本次月经来潮的第19天。

如果通过观察，发现你的月经很规律，如均为28天，那么你可将月经周期的最长天数和最短天数都定为28天，代入公式，可计算出你的"易孕期"为本次月经来潮的第10~17天。找出"易孕期"后，如果想怀孕，可以从"易孕期"第1天开始，每隔一日同房1次，会极大地提高怀孕的可能性。

# 宫颈黏液法找排卵日

宫颈黏液法由澳大利亚的比林斯医生提出。它是根据宫颈黏液的理化性质改变来观察排卵发生时间的一种方法。

### 宫颈黏液的周期性变化

宫颈黏液由子宫颈管里的特殊细胞所产生，随着排卵情况和月经周期的变化，其分泌量和性状也随之发生周期性改变。

平日，白带呈混浊黏稠状，量也不多。但是在月经中期接近排卵日时，宫颈内膜腺体细胞分泌功能趋于旺盛，白带明显增多，呈蛋清状，稀薄透明，这是女性为迎接精子进入子宫而铺设的"红地毯"。精子没有双脚，只有一条尾巴，只能靠摆动尾巴游泳前进，于是女性就在主要的通道上布满了液体，帮助精子顺利通过。所以，当你觉得分泌物明显增多，并且可以拉成长丝时，意味着排卵日马上要到了。

### 宫颈黏液的三种类型

在1个月经周期中，宫颈黏液先后出现不易受孕型、易受孕型和极易受孕型三种类型。

| 类型 | 表现 |
|---|---|
| **不易受孕型宫颈黏液** | 这种黏液出现在月经干净后，持续 3 天左右。这时的宫颈黏液少而黏稠，外阴部干燥而无湿润感，内裤上不会沾到黏液，不容易受孕 |
| **易受孕型宫颈黏液** | 这种黏液出现在月经周期中的第 9 天以后。随着卵巢中卵泡的发育，雌激素水平升高，宫颈黏液逐渐增多、稀薄，颜色呈乳白色。这时外阴部有湿润感 |
| **极易受孕型宫颈黏液** | 接近排卵期，雌激素进一步增加，分泌的宫颈黏液含水量多，黏稠度最小，清亮如蛋清状，滑润而富有弹性，用拇指和食指可拉成很长的丝状，这时外阴部有明显的湿润感。出现这种黏液，预示在前后 24 小时之内会发生一次排卵 |

卵巢排卵后，黄体形成并产生孕激素，从而抑制子宫颈细胞分泌黏液，所以宫颈黏液又变得少而黏稠，成为不易受孕型宫颈黏液，直到下次月经来潮。下一个月经周期中，宫颈黏液又再次重复上述变化。

### 观察方法

1.观察宫颈黏液，需要每天数次，一般可利用起床后、洗澡前或小便前的机会，用手指从阴道口取黏液，观察手指上黏液的外观、黏稠度并用手指做拉丝测试。

2.重点观察黏液从黏稠变稀薄的趋势，一旦黏液能拉丝达数厘米时，就可定为处于排卵期了。

### 注意事项

1. 观察宫颈黏液前，一定要将手洗干净

2. 观察宫颈黏液的前一天晚上最好不要同房，这样观察的结果会更加准确

3. 对宫颈黏液的观察需要 2~3 个月的练习，才能判断得比较准确

4. 阴道内宫颈黏液的变化受多种因素影响，如阴道内严重感染、冲洗阴道、性兴奋时的阴道分泌物、同房后黏液、使用阴道内杀精子药物等。因此，观察宫颈黏液前要先排除这些因素

5. 判定白带性状时要与各种阴道炎引起的病理性白带相区别，后者可呈黄脓性、块状、黄色肥皂水样，常有臭味，还可伴有外阴瘙痒等症状，需要就医治疗

6. 宫颈黏液法也适用于月经不规律的女性掌握自己的排卵期

### 白带出现拉丝后会在哪天排卵

**排卵时间不是固定值**

白带出现很长的拉丝后，排卵时间因人而异，有的人雌激素高峰出现在排卵的前1天，有的人出现在排卵的前3天。如果润湿期较长，要在润湿期的最后一两天同房。在润湿期还要用排卵试纸来确定是否排卵，因为雌激素的高峰会诱导黄体生成素（LH）峰值的出现。只有出现了LH的脉冲，才会真正触发排卵。

**特殊情况的发生**

润湿期已过，而强阳性仍然没有出现。这表明雌激素正反馈诱导LH高峰失败，女性的性腺轴出现了障碍，导致排卵没有发生。

## 通过B超监测找排卵日

B超监测排卵最为直观，可以看到卵巢内有几个卵泡在发育，大小如何，是不是已经接近排卵的时间等，但不能确定卵子是否一定会排出。B超监测仅限于不孕的女性，如果可以正常受孕则没有必要，不仅会增加紧张和压力，还会花费金钱和时间成本。

### 如何选择B超监测的时间

在几种B超监测方式中，以阴道B超最为准确。通常第一次去做B超监测的时间可选择在月经周期的第10天，也就是说自来月经后的第10天到医院去监测。

### 如何通过B超推算出排卵日

卵泡的发育是有规律可循的。经过大量统计得出，排卵前3天卵泡的直径一般为15毫米左右，前2天为18毫米左右，前1天达到20.5毫米左右。这样便可以通过B超监测卵泡的大小来推算出排卵日了。

### 特殊情况的发生

有的人卵泡发育到一定程度后，不但不排卵，反而萎缩了；有的人卵泡长到直径20毫米以上仍不排卵，继续长大，最后黄素化了。出现这些情况都是不正常的，需要治疗。

## 通过排卵试纸找排卵日

先通过日程表法推算出易孕期，然后在此期间使用排卵试纸进行测试即可。

### 使用方法

用洁净、干燥的容器收集尿液。持排

**产科专家告诉你**

**排卵试纸用来检测LH高峰**

卵泡是在促卵泡激素（FSH）和黄体生成素（LH）的共同作用下发育成熟的。在排卵前的24小时内，LH会出现一个高峰，排卵试纸就是用来检测这个高峰的。

卵试纸将有箭头标志线的一端浸入尿液中，液面不可超过试纸的最高线（MAX线），约3秒后取出平放，10~20分钟观察结果，结果以30分钟内阅读为准。

### 结果判定

| 类型 | 表现 |
| --- | --- |
| 阳性 | 在检测区（T）及控制区（C）各出现一条色带。T线与C线同样深，预测48小时内排卵；T线深于C线，预测14~28小时内排卵 |
| 阴性 | 仅在控制区（C）出现一条色带，表明未出现过黄体生成素（LH）高峰或峰值已过 |
| 无效 | 在控制区（C）未出现色带，表明检测失败或检测条无效 |

### 注意事项

1.收集尿液的最佳时间为上午10点至晚上8点，一定要避开晨尿。尽量采用每天同一时刻的尿样。

2.每天测一次，如果发现阳性逐渐转强，就要增加检测频率，最好每隔4小时测一次，尽量测到强阳性，排卵就发生在强阳转弱的时候，如果发现快速转弱，说明卵子要破壳而出了，要迅速识别强阳转弱的瞬间。

3.收集尿液前2小时应减少水分摄入，因为尿样稀释后会妨碍黄体生成素高峰值的检测。

## 通过排卵期出血和排卵痛找排卵日

在女性生殖期，由于受激素的影响，卵泡逐渐发育成熟，卵泡中充满液体，随着压力的增加向卵巢表面膨出。当压力大到一定值时，卵泡破裂，卵子排出，此时常伴有极轻微的出血。当出血刚好正对着腹膜（一层环绕腹腔的坚韧薄膜），就可刺激腹膜，产生隐隐约约的轻痛，称之为"排卵痛"。这种疼痛的感觉提示你排卵正在发生，是同房的最佳时机。

当然，不能完全依靠这种疼痛的感觉来确定排卵日，因为女性的腹腔内集中了很多器官，不能确定轻微的疼痛一定是排卵痛；并且不是每个人都会有排卵痛，也不是每次排卵都会有排卵痛。因此，通过排卵期出血和排卵痛来找排卵日，只能作为一种辅助方法。

专家
答疑

### 备孕女性问：卵泡不破怎么办？

产科医生答 受精卵是由卵子和精子受精结合形成的，如果卵泡不能够自行破裂，那么卵子就无法排出，从而造成女性不怀孕。那么卵泡不破怎么办？通过B超监测排卵，如果发现有优势卵泡却并不能自然排卵的患者可以在卵泡达到优势时肌注HCG的促进卵泡排出，再在医生指导下进行同房。需要注意的是，促排卵药物种类繁多，药理作用各不相同，使用时应慎重，要在专家指导下使用，如果应用不当，不但不能达到治疗效果，可能还会导致多胎妊娠、流产，甚至发生卵巢过度刺激综合征。

### 备孕女性问：卵泡长到多大才会排卵？

产科医生答 许多备孕女性都做过B超监测排卵，想知道卵泡发育到多大才会排卵。经过大量数据统计，在排卵前3天卵泡直径平均值为15毫米，前两天为18.6毫米，前1天为20.5毫米。换句话说，卵泡发育到直径20毫米左右就快排卵了。

需要强调两点：①上面的数值是测量了很多人后所得的平均值，具体到每个人会有所不同，但不会有太大差距。②卵泡在开始时发育比较慢，接近排卵日时发育得比较快，所以不要太早去做B超监测。

### 备孕女性问：卵子排出是什么感觉？

产科医生答 ①下腹疼痛。成熟卵子从卵巢表面排出，要冲破包裹卵子表面的一层薄膜滤泡。卵子排出时，滤泡内少量液体就会流入盆腔最低部位，造成少量出血，因此会有一侧下腹部发生疼痛，不过几小时后就好了。

②阴道分泌物增多。大多数女性随着排卵期临近，阴道分泌物逐渐增多，呈现稀薄乳白色；至排卵期分泌物量明显增多，并呈水样透明清亮，会感到阴部潮湿滑润，出现鸡蛋清样的条状黏液。

③子宫出血。卵巢除了排卵，还兼管着性激素的分泌。排卵前后因为体内雌激素分泌量的波动，导致少量子宫出血，这便是排卵期出血。

④体温稍高、乳房胀痛等。有些女性会出现体温稍高的情况，一些女性在排卵期还会出现乳房胀或乳头痛，有的甚至不能触碰乳头。

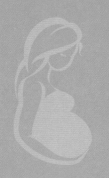

第 **5** 章

# 怀孕前1周
## ——幸"孕"即将来临

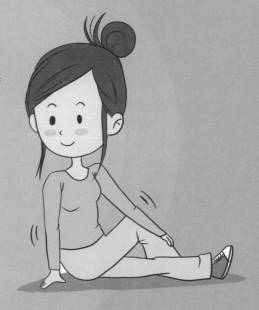

　　胎宝宝马上要如约而至了，在兴奋的同时你是不是也会有些紧张不安？放松一些吧，一定要相信自己，做一个乐观勇敢的孕妈妈。

　　在这一周，最好适当减少性生活，除了排卵期前后2天外，其余时间需要养精蓄锐，这是为了保证精子和卵子的质量。此外，要了解怀孕征兆的知识了，聪明的准爸妈要做好充分准备的。

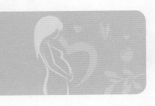 # 环境与生活起居

## 在家中受孕更有利于优生

受孕最好在家中进行，因为家里比较安静、卫生，夫妻对家庭环境又比较熟悉，能够更加放松，利于优生。

具体实施过程：

1. 预先测算好排卵时间。

2. 提前做好准备，共同操持家务，注意休息，保持体力。

3. 放松心情；保证早睡早起，作息规律；夫妻共同晨练；减少化妆品的使用；一个人的时候听听音乐；闲暇时泡个澡放松自己。

4. 加强营养，多进食蛋白质，如鱼、肉、鸡、蛋、奶等。

5. 同房时，选择气候宜人、空气清新的时间，把房间收拾得整洁清爽，营造温馨浪漫的气氛，加强感情交流，提高夫妻性爱质量。

## 警惕药物危害

药物是治疗疾病的重要手段，但使用不当会引发不良反应，甚至还可能造成胎儿畸形。可能引起胎儿畸形的药物就是致畸药物。

### 受孕前

这个时期，受精卵尚未形成，用药没有太大的影响，但可能使精子或卵子染色体畸变，造成精子、卵子异常，从而直接导致精子、卵子死亡。

### 着床前

这个时期，受精卵与母体无血脉相连，用药没有大的影响，可以适当用药，但建议尽量避免。

### 胚胎期

胚胎期是胎儿器官的生长发育期，也是对药物的敏感时期，这个时期用药应格外慎重，因为很多药物可以通过胎盘影响胚胎发育，从而造成脊椎裂、颅骨裂、心脏畸形、四肢畸形、无脑儿等。

### 胎儿期

这个时期，胎儿的五官已经形成，正在继续生长，各器官进一步分化，结构逐步完善。这时用药很少会造成胎儿器官畸形，但容易造成器官功能障碍。比如，如果长期服用甲喹酮可造成胎儿智力低下，其他药物可造成胎儿大脑发育不全、小脑形成不全、脑水肿、小头症等。

准备怀孕的夫妻要特别注意了解有害的药物，见下表。

| 有害的药物 | 对胎儿的危害 |
| --- | --- |
| 四环素类药物 | 容易导致牙齿、骨骼发育障碍 |
| 链霉素和卡那霉素 | 可导致先天性耳聋、肾脏损害 |
| 氯霉素 | 可抑制骨髓功能 |
| 非那西汀 | 可导致骨骼畸形、神经系统或肾脏畸形 |
| 巴比妥类 | 容易影响骨骼发育 |
| 各种人工合成的性激素 | 容易导致性发育异常 |

## 怀孕的最佳时刻

科学家根据生物钟的研究表明，人体的生理现象和功能状态在一天24小时内是不断变化的，7～12时，人的身体功能状态呈上升趋势；13～14时，是白天里人体功能

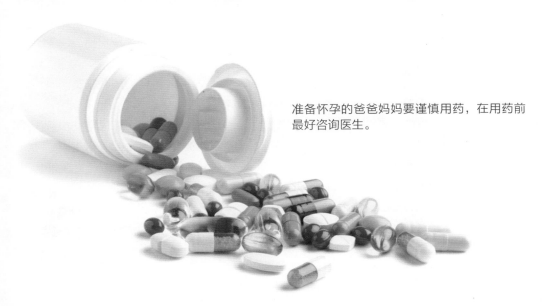

准备怀孕的爸爸妈妈要谨慎用药，在用药前最好咨询医生。

的低谷；17时再度上升，23时又急剧下降，普遍认为21～22时是同房受孕的最佳时刻。除此之外，同房后女方最好能长时间平躺，有利于精子游动，增加精子和卵子接触的机会。

## 避开黑色受孕时间

### 蜜月期

新婚前后，男女双方都为婚事操办、礼节应酬而奔波劳累，体力消耗很大，从而降低了精子和卵子的质量。此外，新婚蜜月期性生活频繁，这也会影响精子和卵子在子宫内的着床环境，不利于优生。

### 旅途中

旅行途中颠簸劳累，生活起居没有规律，饮食失调，营养不足，睡眠缺乏，大脑皮质经常处于兴奋状态，会影响受精卵的生长或引起子宫收缩，导致流产或先兆流产，所以不适宜怀孕。

### 饮酒后

如果女性饮酒较多，最好在停止饮酒1个月后再受孕，否则酒精会对生殖细胞造成损害，从而影响胎儿的正常发育。

### 恶劣天气

研究显示，太阳活动所产生的物理效应及有害辐射，会使得生殖细胞的畸变概率增大。这是因为太阳黑子在爆发时放射出的强烈紫外线和高能带电粒子，会产生X线辐射，从而引起地磁、电离层扰动及自然界中的大气、温度、环境等的一系列改变，这些都会对人的身体造成冲击，影响生殖细胞。

在恶劣的天气，如雷电交加、山崩地裂或日食、月食时，自然界中会产生强烈的X线，这时进行性生活，容易使精子和卵子由于受到辐射而发生畸变，获得高智商小宝宝的概率降低，严重的还会导致胎儿出生后智力低下。

### 炎热和严寒季节

怀孕早期正是胎儿大脑皮质初步形成的阶段。高温酷暑时，孕妈妈妊娠反应剧烈、食欲不佳，机体消耗量增大，从而影响胎儿的大脑发育。另外，严寒季节时，女性多在室内活动，新鲜空气少，接触呼吸道病毒的机会增多，容易患上感冒而影响胎儿的正常发育。

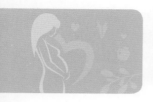

# 怎么进行性生活，可以提高怀孕率

长期以来，大家普遍认为，在易孕期的前几天禁欲，能使精子的数目累积得更多一些。其实，这并不科学。研究发现，同房次数越多，受孕的概率越大。但并不是说每日同房怀孕的可能性最大。实际上，隔日同房怀孕的概率为20%，而每日同房怀孕概率仅轻微增加。但是，如果间隔时间过长，如每周一次，怀孕的概率就会降至10%。

## 性生活频率影响受孕概率

### 排卵期前减少性生活次数

一般来说，育龄女性在每个月经周期中只排一个卵子。因此，每个月最容易受孕的时间仅仅为排卵前后的1～3天。可见，正确地掌握女性易孕期是成功受孕的关键。

但社会上众多的夫妻对这个问题存在着两种截然不同的心态。第一种认为既然1个月只排1次卵，其他时间不能受孕，那么，应该在每月的排卵期过1次性生活，其他时间可以养精蓄锐。第二种则认为估计的排卵时间恐怕不准确，为了把握受孕机会，要进行极为频繁的性生活，几乎每天1次，以期受孕。其实，这两种想法都不对。

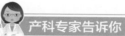
**产科专家告诉你**

#### 夫妻生活的度要掌握好

年轻的新婚夫妇，性生活会更频繁，有的每晚1~2次且持续1~3个月。年轻人在新婚期房事多一些是可以理解的，但是也不能提倡这种"狂轰滥炸"的方式。纵欲过度容易导致不射精、性欲减退或者阳痿，从而影响夫妻关系。有人对恩爱的夫妇进行调查发现，很多恩爱夫妇做爱的频率并不比普通夫妇高，但性生活却能达到"高标准"。因此想要和谐的性生活，必须把握好度。

性生活频率过低，精子贮藏时间过长，会出现部分老化或失去竞游的活力。女性每月仅排卵1次，卵子的受精活力也仅能保持十几个小时的高峰时间，低频率的性生活很容易错过这个宝贵而短暂的受孕机会。另一方面，性生活过频势必影响精子数量，这种质量不高的精液，即便遇上了排卵日也未必能受孕。备孕夫妻应该在排卵期前减少性生活的次数，养精蓄锐，增强精子和卵子的生命力。

### 性生活时间间隔太久会影响后代质量

超过1周没有性生活，就算禁欲时间长了。禁欲的时间越长，贮存在体内的精子就越多，但精子会不断衰老、丧失活力。保持适当的排精次数，有利于在衰老精子的解体和新生精子的成熟之间保持动态平衡，维持一定的储备量。如果长时间没有性生活，精子会失去受精能力。

两地分居的夫妇重逢后最初几次排出的精液中老化的精子比较多，即使在夫妻同房后卵子受精，也容易发生胎儿智力低下、畸形甚至流产。

### 间隔多长时间再同房有助于优生

研究发现，禁欲24小时就能使精子储备迅速恢复。但生殖能力有问题的男性有必要在计划受孕日前禁欲3~5天，届时再采取隔日同房1次的办法，这样比每天1次更能增加受孕成功率。但如果精子活力较差，每天同房1次可能更有助于提高精子的活力。

### 孕前3个月调整性生活频率

睾丸每天生成的精子数量虽然多，但是1次射精后，精子要经过将近1周的时间才能成熟。因此在孕前2~3个月的这段时间，建议每周最好进行1~2次性生活。到了孕前1个月，可以在女性排卵期适当增加同房次数，以2~3天1次为佳。

## 同房前后具体怎么做

### 同房前不宜吃得太油腻

很多人喜欢在性生活前吃一顿浪漫的大餐，不过，性生活前摄入过多油腻食物的话，会极大地抑制睾丸激素的分泌，影响男性的性功能。况且房事前不宜过饱，七八成饱即可。性生活前不妨吃点意大利面、烤面包，或者土豆浓汤；偏爱肉食的人，也可以尝试吃适量动物肝脏、鱼类或者贝壳类食物代替牛肉和猪肉。最好在性生活前1小时吃这些东西，才不会在性生活过程中出现头晕、恶心等情况。

有些食物可改善血液循环，使男性的性功能加强，如荞麦、燕麦、花生、腰果、核桃、绿色蔬

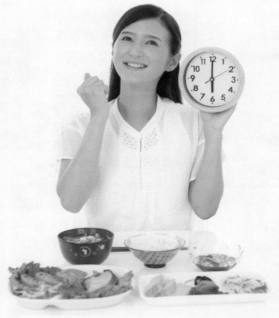

备孕夫妻要合理安排好一日三餐，并注意适量多吃水果。

菜、大蒜、大豆等，这些食物富含精氨酸，可以适当多吃。

### 选择适宜体位，让精子更顺利进入子宫

很多研究发现，同房体位对受孕成功率也是有影响的。适宜的同房体位，能更容易达到受精的目的。

夫妻双方希望要宝宝时，同房的体位以让阴茎能深入射精，精液能汇集在子宫附近为宜，这样精子更容易进入子宫，从而在输卵管中与卵子结合。

### 最佳受孕体位

**胸膝位**　　女性跪着，放低胸部，并抬高臀部，这种体位阴茎固然无法深入，但阴道腔的位置降低，能储存精液。

**屈膝体位**　　女性弯曲双腿，把双脚放在男性肩上，这样能尽量暴露阴道，阴道的距离也可缩短，使阴茎更加深入。同时，由于后阴道腔的位置较低，能贮藏射出的精液，不致倒流出来。此外，还可以在女性臀部垫一个小枕头，能帮助精子游向子宫颈口，增加进入子宫的机会。男方射精后，最好等到阴茎变软再抽出。

采用这两种体位时，女方最好在丈夫射精后平躺30分钟，这能使精子进入子宫更顺畅。

### 两种特殊体位

但无论是子宫前位还是子宫后位，同房姿势都不能采用骑乘式和坐姿，否则，容易造成射精后精液外流，不利于精子进入子宫。

**子宫前位的同房方式**　　对于子宫前位的女性来说，合适的同房方式是男方俯卧在女方身体上，面对面进行。为了增加受孕机会，同房后女方可在臀下垫个枕头，使骨盆向上方倾斜，这样子宫颈就正好浸在精液池中，保持该姿势1小时即可。

**子宫后位的同房方式**　　对子宫后位的女性来讲，同房方式可采用后入式，即男方从女方的后方进入。同房后女方可采用俯卧式，在腹部下垫个枕头，这样子宫颈也正好浸在精液池中，保持该姿势1小时即可。

### 一次完美的性爱能提高命中率

同房时，如果夫妻双方均处于最佳状态，即男女双方的体力和性欲都处在最高潮时，是最佳的受孕时机，有利于优生。

在性和谐中射精，精子的活力旺盛，精液中的营养物质和能量充足，能促使精子尽早与卵子结合。女性在达到性兴奋时，随着分泌的"爱液"增多，阴道酸碱度会发生变化，pH值升高，有利于大量精子向女性子宫内游动。由于上亿个精子中只有一个最强壮且带有优秀遗传基因的精子才能够成功与卵子结合，因此参与竞争的精子越多，孕育出高智商下一代的可能性越大。所以，夫妻双方应注意性生活的质量，争取在同时进入性高潮的时机受孕。

### 把握分寸，夫妻共享"性福"时光

夫妻双方进行性生活时，从双方性兴奋开始到射精结束，持续时间以5~15分钟为宜。当然，每一对夫妻过性生活的具体情况和环境不同，其性生活持续的时间也不一样。

但是，性生活的时间不是越长越好的。性生活时，男女双方的性器官在高度充血状态下密切接触和活动。如果持续时间过长，轻则容易使人感到身体不适，重则使人罹患疾病。一般来说，性生活时间过长，容易引起女性的泌尿系统感染，还会诱发男性生殖、泌尿炎症。

如果从兴奋到同房结束的时间过短，夫妻间相互调动性欲的阶段急促，性生活持续不到一两分钟就射精，女方尚未达到高潮期，男方就已经结束射精。这样短促的性生活，通常会引起女方的不满足感，从而影响夫妻的性和谐。

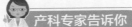

**产科专家告诉你**

#### 人工助孕方法

同房后，将事先洗干净的手指探入阴道，这时手指上会沾满精液，然后将沾在手指上的精液设法涂在子宫颈上。不需要任何引导，精子们立即会知道如何进入子宫。用手指这样涂上10次左右，就会有数不清的精子进入子宫，从而大大提高受孕概率。这个方法备孕妈妈自己就可以完成，当然这个任务也可以交给备孕爸爸完成。

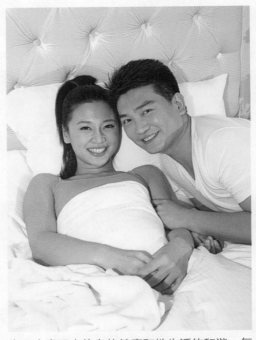

为了夫妻双方的身体健康和性生活的和谐，每次性生活的时间最好以双方都感到满足为最佳，不可过长，也不要过短。把握好性生活的度，对优生非常重要。

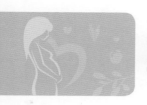

# 宝宝来了有什么信号

**1**

## 困乏劳累

如果你此时已经怀孕了,那么,你会容易感到劳累,嗜睡,这是激素变化造成的。

**2**

## 呕吐

怀孕之后最明显的反应之一就是呕吐。可能你会变得对某些气味特别敏感,或者特别讨厌某些食物。

**3**

## 白带增多

怀孕时白带开始增多。如果白带太多,可能伴有阴道炎症。如果白带中带有血丝或点状出血,一定要向医生咨询。

**4**

## 基础体温上升

一般来说,排卵前基础体温较低,排卵后基础体温会升高,并且会持续2周左右,如果高温状态持续3周以上,基本上就可以确定为怀孕了。

**5**

## 停经

对于月经周期稳定的女性来说,如果月经推迟1周以上,基本可以推测为怀孕了。但也有环境变化或精神刺激因素引起月经推迟或闭经的可能。

 **产科专家告诉你**

### 怀孕和感冒不要傻傻分不清

怀孕初期,一些征兆有些像感冒,如体温升高、头痛、精神疲乏、脸色发黄等,这时候,还会感觉特别怕冷,这很容易让没有经验的孕妈妈当成是感冒来治疗。此时如果打针、吃药,对胚胎的伤害会很大。因此,备孕的女性要时刻提醒自己有可能怀孕,需要用药的时候要想到这个问题,以免错误用药。

有的准妈妈会有乳房硬硬的感觉，乳头颜色会变深，乳房变得很敏感，碰触下有可能引起疼痛。不过大多数准妈妈可能会没什么感觉。

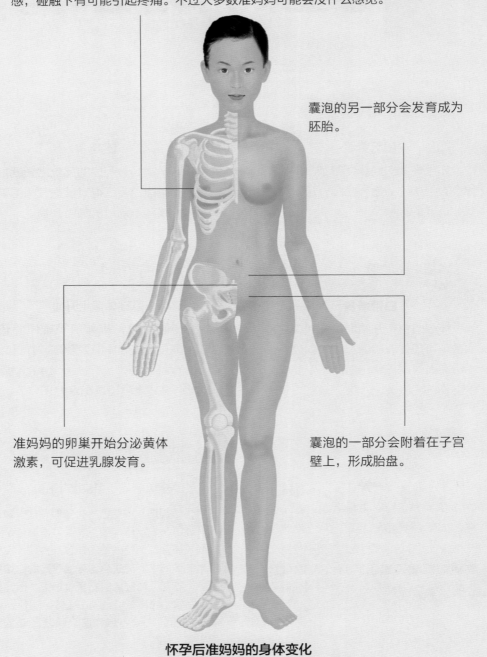

囊泡的另一部分会发育成为胚胎。

准妈妈的卵巢开始分泌黄体激素，可促进乳腺发育。

囊泡的一部分会附着在子宫壁上，形成胎盘。

**怀孕后准妈妈的身体变化**

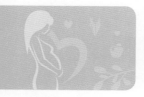

# 确认怀孕的方法

## 基础体温——需要一直坚持测

排卵后的基础体温要比排卵前高出0.5℃左右，并且高温持续12～14天，直至月经前1～2天或月经第1天才下降。如果继续测试5～10天，基础体温一直没有下降，即可判断可能已经妊娠。

## 验血——准确率100%（不用空腹）

这是最准确的方法，卵子受精后7日即可在血清中检测出人绒毛膜促性腺激素（HCG），一般是采静脉血。要是想不那么纠结，快点确定，去医院验个血是第一选择。这样你还可以及时知道体内的激素水平是否正常，是不是需要打针吃药补孕酮。

## B超——排除宫外孕

如果仅仅是为了确认是不是怀上了，不建议去做，因为通常胚胎要大于45天，B超才能探测出来。但为了排除宫外孕，确认怀孕45天后很有必要去做一下。

## 验尿——准确率99%

可以在家用"验孕试纸"检测，一般药店都有售。一般受精后14日，就可以测出来了，孕早期最好使用晨尿测试。一定要按照说明书操作，把试纸插到尿液中，而不是把尿液直接泼到试纸上。不管第二道线显不显，只要有印儿，就有99%的可能是怀孕了。要是显了，建议保存一下。如果没有，过几天再试。

验孕试纸的作用原理是一样的，不需要刻意购买最贵的验孕试纸。

### 尿液检测原理

所谓尿液检测，就是利用尿液中所含的HCG进行检查。HCG（Human Chorionic Gonadotropin）即人绒毛膜促性腺激素，是孕妇体内分泌的一种激素，这种激素存在于尿液及血液中。一般的验孕棒或验孕试纸就是利用装置内的单株及多株HCG抗体与尿液中的抗原结合呈现一定的反应，从而判定是否怀孕。

## 同房后多久能用试纸测出是否怀孕

验孕试纸的有效测试时间与女性体内所含的人绒毛膜促性腺激素（HCG）水平有关，如果HCG含量低，常常可能检测不出怀孕或者仅呈弱阳性而不易判断。一般对于月经周期比较稳定的女性来说，在同房之后且月经推迟6天以后，就可以用验孕试纸来检测是否怀孕了。如果月经推迟11天以上，就可初步判定是怀孕了。

## 验孕试纸的使用方法

在使用验孕试纸前，务必仔细阅读包装盒上的所有说明，有些验孕试纸可能会指定必须用当天早上的第一次尿液，测试时请勿超过MAX线。

使用方法如下：

1. 用洁净、干燥的容器收集尿液，最好用早晨的第一次尿液。

2. 将试纸条上有箭头标志的一端浸入装有尿液的容器中，约3秒后取出平放，30秒至5分钟内观察结果。

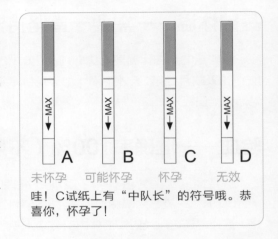

未怀孕　可能怀孕　怀孕　无效

哇！C试纸上有"中队长"的符号哦。恭喜你，怀孕了！

测试结果：

| 结果 | 具体表现 |
| --- | --- |
| **阳性（＋）** | 出现两条紫红色条带。一条位于测试区（T）内，另一条位于质控区（C）内，表明已怀孕 |
| **阴性（－）** | 仅质控区（C）内出现一条紫红色条带，在测试区（T）内无紫红色条带出现，表明未怀孕 |
| **无效** | 质控区（C）内未出现紫红色条带，表明操作过程不正确或试剂条已损坏或变质 |

## 验孕试纸为什么会呈现弱阳

如果验孕试纸测到弱阳性（T线颜色很淡），先不要高兴太早，这可能是假阳性。未孕的女性体内HCG值可以忽略不计，但是有一些因素，比如在黄体期进行激素治疗时注射过HCG针剂、有高脂血症等，可以导致HCG值升高。

因为怀孕初期的HCG值有高有低，所以验孕试纸呈弱阳性也可能是怀孕。为了得到一个准确的结果，可以过两天再测一次，或者直接去医院做进一步的检查。

### 半小时后T带出现颜色代表阳性吗

在检测过程中我们有时会发现，C带很明显但T带几乎看不到，过了十几分钟或者半小时后T带变得很明显了，这种情况是否算阳性？其实，判读结果都是有时间限制的，一般要求在加入尿样后5分钟内判读，具体应按照说明书要求，超过时间以后即使出现阳性也是无效的。

### T带颜色的深浅和怀孕时间长短有关吗

一般情况下，如果T带颜色越深，说明尿液中HCG浓度越高，可以进一步推论认为是怀孕时间越长。但是，有可能因为大量喝水导致尿液稀释，条带会变浅甚至检测不出；或者因为长时间未喝水导致尿液被浓缩而使条带颜色加深。

### 正规品牌的验孕试纸准确率为99%

排卵是在月经周期的第14天左右，假设此时受精成功了，那么受精卵要产生HCG最快需要6~7天，而HCG真正开始大量分泌是在受精卵着床后。

现在的验孕试纸敏感度提高了，一般月经推迟2~3天就能测出结果。

### 使用验孕试纸的注意事项

**1** 尽量采用早晨的第一次尿液进行检测，因为这个时候的激素水平最容易检测出来。实在不行的话，要保证尿液在膀胱中起码存有4小时再用于检测。

**2** 不要为了增加尿液喝过多的水，这样会稀释激素水平。

**3** 在检测之前要仔细阅读说明书，严格按照要求去做。

**4** 一些药物可能会影响到测试的结果，所以一定要阅读清楚说明书。

**5** 如果是宫外孕，验孕试纸检测不出来。要确认检测结果，一定要去医院。

### 留尿前可以喝水吗

如果检测前大量喝水，会导致尿液被稀释，即使受孕时间较长也可能出现比较浅的条带甚至检测不出来。这种情况常常出现在同时要做B超和早孕试验的时候。由于做B超要求憋尿，检查者往往会等到憋了尿做完B超再留尿送检，这时很容易出现假阴性的结果，就是因为尿液被大量稀释导致的。有经验的检验科医生如果看到非常清亮的尿液标本就会要求重新留尿再测。如果自己在家里检测也应该避免在检测前大量喝水。

在孕早期，由于HCG浓度低，用早晨第一次尿的检出率会高一些。因为经过一晚的浓缩，尿中HCG的浓度相对较高，更易于检出。

专家
答疑

---

**备孕女性问：验孕试纸出现误差是什么原因造成的？**

产科医生答 验孕试纸偶尔也会出现误差，常见的原因有：

1. 验孕试纸不够灵敏。已怀孕，但验孕试纸显示没有怀孕，这种情况便是验孕试纸不够灵敏造成的。可能是因为验孕试纸过期或质量有问题。未怀孕，但验孕试纸显示已怀孕，为验孕试纸太灵敏。各种验孕试纸都是在测试体内的人绒毛膜促性腺激素（HCG）。HCG存在于每一个人体内，只是量的差别而已。有些试纸因为太敏感，即使量少也可能呈现阳性，造成怀孕的假象。

2. 检验时间。太早或太晚验，都可能干扰检验结果。有些女性在同房后2~3天就验孕，往往验不出正确的结果。有些女性则在怀孕一段时间后才验，但是因为HCG值会随着怀孕周数增加而增加，如10周后HCG值可能达到10万以上，而一般的验孕试纸在超过一定的数值后就验不出来了。所以，最好在月经推迟2~3天验孕。

---

**备孕女性问：同房时有性高潮，生男孩概率大吗？**

产科医生答 民间流传着各种各样的"生男秘籍"，"同房时有性高潮生男孩的概率就比较大"是其中之一，但这个说法是没有科学依据的。生男生女，女性几乎不会有什么影响，主要取决于跟卵子结合的精子。如果精子中的性染色体是X染色体，就是女孩；如果是Y染色体，就是男孩。但是一次射精有几亿个精子，最后究竟是哪个精子与卵子结合，是一个随机性的问题。

在生男生女的问题，备孕夫妻要顺其自然。

---

**备孕女性问：怀孕概率与子宫前位或后位有关吗？**

产科医生答 有观点认为子宫前位容易受孕，子宫后位不容易怀孕，其实不是绝对的，子宫后位的受孕概率和子宫前位是一样的。

子宫后位如果不伴有其他症状或不适，多半是生理性的，不用担心，不需要任何治疗，没有一个人会因为子宫后位去做手术，受孕率也不受影响，绝大多数是可以顺利怀孕的，而且生完宝宝后也不会对身体产生影响。如果是子宫直肠陷窝粘连导致子宫后位，就会伴随深部性交痛、痛经、白带过多、小腹疼痛、腰酸背痛、不孕等。子宫直肠陷窝粘连是可以通过腹腔镜检查确诊的。

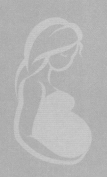

第 **6** 章

# 有问题也能怀上宝宝
## ——疾病与怀孕

育龄期妇女或多或少都会受到妇科疾病的困扰，这些疾病有时会对生育能力产生影响，但大多数不会造成永久性的生育能力丧失。虽然其中某些疾病，如多囊卵巢综合征、子宫内膜异位症等，可能会对生育能力产生长期影响，但我们还是可以通过多种治疗方法来增强生育能力的。

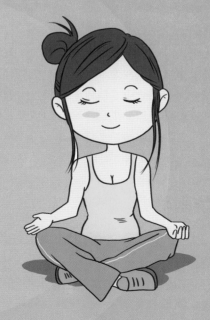

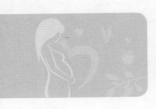

# 子宫肌瘤

子宫肌瘤属于子宫良性肿瘤，多发于30～45岁的女性。一部分子宫肌瘤患者会出现不孕，其中，与肿瘤的大小相比，肿瘤生长的位置对怀孕造成的影响更大。若肌瘤接近浆膜层，则对怀孕影响不大；如果肌瘤阻碍受精卵着床，或由于宫腔变形，输卵管入口受阻，妨碍精子进入输卵管，则会造成不孕。此外，有时子宫肌瘤伴随卵巢功能失调，也可能是不孕的原因之一。子宫肌瘤虽然是不孕的原因之一，但不会造成特别重大的影响，大多数没有恶化为癌症的可能，所以不必过分担心。

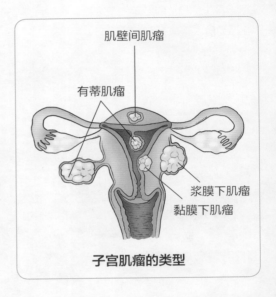

子宫肌瘤的类型

肌壁间肌瘤

有蒂肌瘤

浆膜下肌瘤

黏膜下肌瘤

## 常见症状

子宫肌瘤在发病初期没有任何特别症状，只有少数女性能自己感觉出来。只有当肿瘤变大时，会出现以下的症状：

1. 痛经忽然加重，经血量变多，经期变长，不规则阴道流血。
2. 手脚冰冷，小腹冰冷。
3. 常感觉疲惫无力、下腹坠胀、腰背酸痛等。

## 孕前治疗

一般来说，如果子宫肌瘤不大，且无症状出现，并且你想怀上一个孩子，那么就不需要进行特别的治疗。

如果出现经血量大和严重痛经，一般医生会建议你去做超声波检查。若肌瘤非常大，或者会影响怀孕，可进行外科手术，切除子宫肌瘤。

## 自我综合调养

### 生活调养

1.适当休息，缓解精神压力，保持心情愉快。

2.及时调整内分泌，消除体内淤积，避免月经和雌性激素的变化。

### 饮食调养

1.饮食宜清淡，少吃刺激性食物，不食羊肉、虾、蟹、鳗鱼、咸鱼、黑鱼等发物。

2.不要吃桂圆、红枣、阿胶、蜂王浆等热性、凝血性和含激素成分的食品。

3.多喝开水，保持每天都吃一定量的水果。饮食应以新鲜蔬菜及高蛋白、低脂肪的食物为主，例如瘦肉、鸡肉、鸡蛋、鹌鹑蛋、鲫鱼、甲鱼、白鱼、白菜、芦笋、芹菜、菠菜、黄瓜、冬瓜、香菇、豆腐、海带、紫菜等。

## 子宫肌瘤术后何时再怀孕

在进行子宫肌瘤手术时，因切除肌瘤，会造成子宫损伤，子宫愈合后会遗留下疤痕，而疤痕子宫的弹性、伸展性及承受能力较正常子宫要低得多。

术后短时间怀孕的话，随着妊娠的进展，很可能经受不住子宫的膨胀和伸展，有可能发生子宫疤痕裂开，出现子宫破裂。一旦发生子宫破裂，容易导致孕妇和胎儿的死亡。因此，子宫肌瘤术后，应与医生沟通，根据所切除肌瘤的大小、数目与子宫的位置关系决定避孕时间。即使怀

孕了，也应在早期进行人工流产，不要抱有侥幸的心理。

### 汉方调养——针灸调养子宫肌瘤

针灸调养子宫肌瘤的穴位点为三阴交穴、阿是穴（下腹部压痛点）、内关穴、照海穴。

**具体方法** 取上述穴位，体穴选双侧。先令患者排空尿液，阿是穴针3～4针，直刺入0.6～0.8寸；内关穴、照海穴常规针法，用平补平泻手法，留针15～30分钟，隔日1次，7次为一疗程。疗程间隔5天。

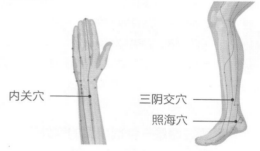

内关穴　　　三阴交穴

照海穴

### 产科专家告诉你

**肌瘤切除术还是子宫切除术，要多咨询医生**

有些女性的子宫肌瘤发展到必须进行特别治疗才能怀上孩子的程度。发生这种情况，医生建议你进行外科手术，那么为了保持生育能力，我们必须要确保所进行的是肌瘤切除术而不是子宫切除术。如果医生告诉你说不能进行肌瘤切除术，应该进行子宫切除术，那么一定要去问问别的医生的意见。如果有经验的妇产科医生也无法完成，那么应该是相当罕见的肌瘤和异常子宫。

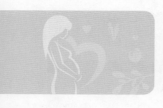

# 宫外孕

## 小心警惕宫外孕

　　正常情况下，受精卵会由输卵管迁移到子宫腔，然后"安家落户"，慢慢发育成胎儿。但是，由于种种原因，受精卵在迁移的过程中发生意外，没有到达子宫，而是在别的地方停留下来，这就成了宫外孕，医学术语又称异位妊娠。90%以上的宫外孕发生在输卵管。这样的受精卵不但不能发育成正常胎儿，还会对孕妇的生命安全造成威胁。

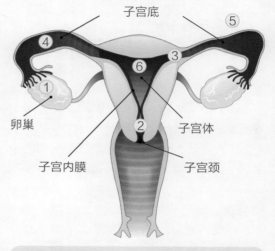

| 1.卵巢妊娠 | 2.宫颈妊娠 |
| --- | --- |
| 3.宫角妊娠 | 4.输卵管妊娠 |
| 5.腹腔妊娠 | 6.正常妊娠 |

### 宫颈妊娠是一种很少见的宫外孕

　　宫颈妊娠是指胚胎植入部位在子宫颈管内的宫颈黏膜，即受精卵在宫颈内口以下的宫颈黏膜着床和发育，是一种很少见的宫外孕。妊娠早期可出现无痛性阴道出血，出血时间一般在妊娠7~8周。

### 宫外孕常见症状

　　如果有以下症状，可能就是宫外孕。

**1** 下腹坠痛，有排便感，有时剧痛，伴有冷汗。经常会突然感到一侧下腹撕裂般疼痛。

**2** 出现短期停经及妊娠表现，如恶心、呕吐等，阴道会少量出血。

**3** 由于腹腔内急性出血，可引起血容量减少及剧烈腹痛，轻者发生晕厥、面色苍白、血压下降，重者出现休克。

　　宫外孕给女性的身体健康带来的危害很大。如果刚怀孕，且有阴道不规则出血并伴有腹痛，应立即去医院检查，以减少或防止腹腔出血，避免因出血过多而产生严重后果。如果疏忽大意，可能会导致严重大出血，甚至有切除子宫的危险。

# 造成宫外孕的常见原因

| | |
|---|---|
| **妇科炎症** | 如慢性盆腔炎、输卵管炎症，炎症可使输卵管黏膜充血、水肿、黏膜壁发生粘连，不利于受精卵运行，还极易导致宫外孕。 |
| **子宫内膜异位症** | 该病是发生宫外孕的高危因素。 |
| **输卵管发育异常** | 输卵管发育不良或发育畸形，如输卵管弯曲、螺旋状等，都会妨碍受精卵进入子宫腔。 |
| **反复人流、进行过输卵管手术、宫内有节育器的女性都有可能发生宫外孕** | |

　　排除一些不可抗力的因素，女性平时要保护好自己，避免不洁性生活；不想怀孕时要采取有效避孕措施，避免频繁的人工流产。

# 怎么确诊宫外孕

　　早期宫外孕可以根据抽血化验HCG来诊断，但需要结合其他检测方式做进一步检查来确定，而且必须要通过连续检查HCG的数值来判断。

　　孕早期的正常妊娠中，HCG隔日翻倍增加（同时孕酮也较高），而宫外孕时，通常血HCG增长很慢，经常在比较低的数值徘徊（孕酮也很低），可以此作为鉴别诊断的依据。如果怀疑是宫外孕，最好通过B超检查来诊断。

# 宫外孕的治疗

　　被确诊为宫外孕后，治疗的方法包括药物治疗和手术治疗。

　　药物治疗是用化学药物来杀死绒毛细胞，清除子宫外的胚胎组织，可能引起肝、肾及血液方面的不良反应。治疗成功后，患者要定期检查，因为再度发生宫外孕的概率比正常人高。

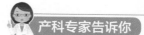

**产科专家告诉你**

**宫外孕保守手术后输卵管还会通畅吗**

　　宫外孕保守手术对输卵管的创伤较小，较易恢复输卵管的生理功能，因此术后输卵管一般会通畅，但若患者术前即有输卵管和盆腔的炎症、粘连，则术后输卵管有可能不通。

　　手术治疗分为两种：保守性治疗与根治性治疗。保守性治疗通过腹腔镜手术切开输卵管，取出胚胎，然后缝合，尽量保留输卵管的完整与通畅；根治性治疗则是切除宫外孕那一侧的输卵管。

　　保守治疗一般是针对宫外孕发现较早的情况，较紧急的还是要采取手术切除。宫外孕会发生在子宫颈、腹腔和卵巢上，但在输卵管上占绝大多数，所以很多时候手术可能会切除一侧或双侧的输卵管。因此在下次怀孕前，临床上一般要对输卵管做评估。

# 宫外孕后如何备孕

### 术后半年内避孕并常检查

宫外孕后能否怀孕要结合自身的情况而定，处理得当可以再次怀孕。

宫外孕术后半年之内要避孕，让身体逐渐恢复，同时要通过检查，确定是否具备正常怀孕的条件。建议做输卵管造影等相关检查，确诊输卵管是否畅通，排除盆腔炎、腹膜炎等妇科炎症。

再次怀孕后，约有10%的女性会再次发生宫外孕。也就是说，因宫外孕而切除一侧输卵管后，对侧输卵管仍有再次发生宫外孕的可能。因此，有过宫外孕史的女性，如果再次妊娠，最好在怀孕50天后做一次B超检查，根据孕囊及胎儿心脏搏动所处的位置，判断是宫内妊娠还是宫外孕，在早期消除隐患。

### 注意调养，增强抵抗力

宫外孕治愈后一般不影响卵巢功能。发生过宫外孕的女性与无宫外孕的女性在备孕时生活及饮食上的要求是一样的。

| 生活调养 |
| --- |
| 注意个人卫生，特别是在经期、产褥期要注意防止生殖系统感染，以免发生炎症而引起宫外孕。每周用洁阴用品冲洗阴道一次以上的女性盆腔感染的风险增加，有宫外孕的危险。正确的做法是每天用干净的温水清洗阴部。每天要换内裤，保持清洁与干燥 |
| 劳逸结合，勿做重体力劳动，尽量减少腹压，便秘者可用轻泻剂 |
| 尽量少去公共场所，注意保暖，预防感冒 |
| 适量运动，增强抵抗力 |

| 饮食调养 |
| --- |
| 保证膳食平衡，满足身体正常的消耗需求 |
| 注意进食优质蛋白、高膳食纤维、易消化的食物，可多吃些鸡肉、猪瘦肉、蛋类、奶类和豆类、豆制品等 |
| 多吃新鲜的蔬果，保证身体对维生素的需求 |
| 避免酒、干姜、胡椒、辣椒、狗肉等辛温燥热的食物，以免伤阴耗液而影响身体健康 |

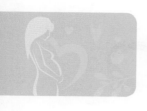

# 子宫内膜异位症

## 什么是子宫内膜异位囊肿

　　正常的子宫内膜会随着卵巢分泌激素的改变而发生周期性的变化，当激素水平下降时，内膜组织剥离从阴道排出，形成月经。如果这些内膜组织没有从阴道排出，而是跑到子宫以外的地方附着，就形成了子宫内膜异位。这些异位的内膜组织可能会附着在腹腔、卵巢、子宫肌层等处，随月经周期剥离，但剥离下来的内膜无法排出体外，就在体内不断累积，最后形成囊肿。如果这些内膜组织跑到肠胃附近，就会在月经周期出现腹泻、胃肠疼痛的问题，并且越来越严重。好在这些囊肿都是良性的。

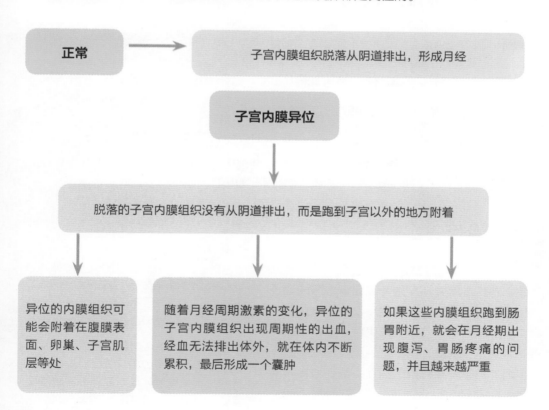

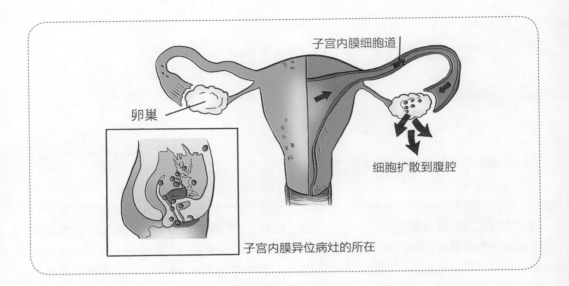

子宫内膜细胞道

卵巢

细胞扩散到腹腔

子宫内膜异位病灶的所在

## 子宫内膜异位症征兆

| 1 | 痛经 | 痛经是子宫内膜异位症最典型的症状，可以发生在月经前、月经时及月经后。月经过后，疼痛缓解 |
|---|------|----------------------------------------------------------------------------------|
| 2 | 月经异常 | 月经过多或周期紊乱 |
| 3 | 不孕 | 子宫内膜异位症患者常伴有不孕 |
| 4 | 性交痛 | 子宫直肠窝、阴道直肠隔的子宫内膜异位症可以引起性交痛 |
| 5 | 其他 | 子宫内膜异位至膀胱者，出现周期性尿频、尿痛、血尿；腹壁瘢痕及脐部的子宫内膜异位症则出现周期性局部肿块及疼痛 |

## 孕前治疗

　　子宫内膜异位症是慢性病，症状轻微，尤其是希望保存生育能力者，可以选择药物治疗，建议尝试使用口服避孕药。口服避孕药的类黄体酮效果使子宫内正常的内膜越来越薄，使子宫内膜异位灶不断萎缩。另外一些有效的治疗办法还包括甲羟孕酮避孕针，是注射一种黄体酮类药物，每隔12周注射一次。也可以通过外科

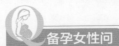
**备孕女性问**

月经期间肚子疼痛得厉害，往往来月经的第二天不能上班，抱着肚子躺在床上，几乎什么都不能吃。这种情况有必要去医院检查一下吗？

**产科医生答**　如果经期腹痛剧烈而不能起床，有可能是子宫内膜异位症。如果服用镇痛药也不能缓解，最好立即去医院接受检查。

手术治疗，但是切除的可见病灶，将来还是有可能会再次成形。

# 自我综合调养

### 生活调养

● 注意调整自己的情绪，保持乐观开朗的心态，使机体免疫系统的功能正常。

● 要注意自身保暖，避免着凉。

● 月经期间，禁止一切激烈体育运动及重体力劳动。

● 月经期间要杜绝性生活。

● 采取温和的运动，例如散步，能促进体内内啡肽生成，这是天然的止痛剂。

● 热敷及多喝热饮。躺在床上休息，用热蒸汽或热水袋敷腹部或背部，可以为子宫内膜异位的女性减轻不适。

**产科专家告诉你**

**子宫内膜异位症治疗后怀孕的时机**

如果你已经利用外科手术成功解决了子宫内膜异位的问题，也建议大家要么在手术后迅速怀孕，要么进行药物治疗并考虑改变饮食结构控制住子宫内膜异位的发展，直到自己准备尝试怀孕。

### 饮食调养

1. 患子宫内膜异位症的女性应忌一切寒凉食品。如田螺、蛤蚌、蟹、鳖等偏凉性，宜少吃。水果多为生食，子宫内膜异位症患者月经前后也应该避免。过于肥厚的肉忌食。经期尤其应进食热的汤、菜。

2. 酸涩收敛的食物，容易导致血淤气滞，应予以避免。辛温的食物可以发散，利于行通，需要吃一些，但不宜过多，因为辛辣刺激过甚，疼痛也会加重。

3. 汽水、茶、咖啡等所含的咖啡因会加重某些女性的疼痛，建议避免经常饮用。

4. 气血虚少者食用益气养血的食物效果较好。经常食用核桃温阳，大枣、桂圆益气养血。此外，家禽、家畜、蛋类、乳制品、鱼类、海鲜等均可食用。

5. 谷类、豆类、薯类作为主食，均可食用。

### 汉方调养

**敷贴法调养子宫内膜异位症**

1. 准备当归、土元、三七、沉香各等分，麝香少许，黄酒适量。

具体方法：将前四味中药研为细末，用黄酒调成糊状，加入麝香少许，用消毒棉球裹药适量贴于阴道后穹隆结节处，24小时后取出，隔日使用，经期停用，1个月经周期为1个疗程。

2. 准备麝香痛经膏1张。

具体方法：将膏药剪成对等大小2块，贴于双侧三阴交穴位上，经前及行经时用，止痛效果好。

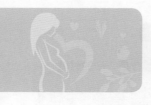

# 盆腔炎

盆腔炎是指女性的内生殖系统（包括子宫、输卵管、宫旁结缔组织及盆腔腹膜）发生的炎症。盆腔炎一般分为急性盆腔炎和慢性盆腔炎两种类型。急性盆腔炎要及时治疗避免转为难治的慢性盆腔炎。但无论是急性盆腔炎还是慢性盆腔炎都应在治疗后病情稳定时再考虑怀孕，以免发生宫外孕。

## 常见症状

### 急性盆腔炎

下腹部疼痛或发热（高烧或低烧），还会有一些脓性的分泌物。

### 慢性盆腔炎

下腹部隐痛或者有坠胀感，同时腰骶部觉得酸疼，这些症状往往在劳累以后、运动过后、月经前后、性生活后加重，有时也可以伴有月经不调或不孕症。

## 孕前治疗

### 急性盆腔炎

急性盆腔炎的患者应该记住早治疗早见效。应及时去正规的专业医院，在医生的指导下，采用静脉注射或口服消炎药消炎，如果能同时配以物理治疗（短波、超短波、离子透入）效果更好。在病情缓解后也一定不可以松懈，要遵照医生的方案进行治疗，千万不可半途而废，否则，不但会耽误最佳的治疗时机，也为将来可能产生的严重后果埋下了伏笔。

### 慢性盆腔炎

慢性盆腔炎采用静脉注射或口服消炎药消炎效果不明显，通常采用清热、消炎、活血化淤的中药进行调理，如果能配合一些物理疗法（灌肠、热敷、短波、超短波、离子透入）效果会更好。应注意的是，要到正规的专业医院进行治疗。

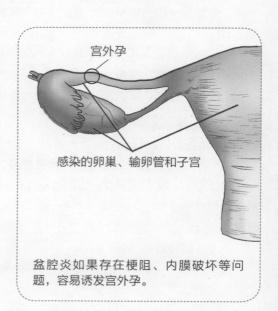

宫外孕

感染的卵巢、输卵管和子宫

盆腔炎如果存在梗阻、内膜破坏等问题，容易诱发宫外孕。

# 自我综合调养

### 生活调养

● 注意个人卫生与性生活卫生，严禁经期房事，平时保持外阴、阴道清洁，尽量避免人工流产及分娩后感染。

● 劳逸适度，保持好心情。

● 积极治疗阴道炎、宫颈炎等妇科炎症性疾病。

### 饮食调养

1. 发热期间宜吃些清淡易消化的食物，对高热伤津的人可补充梨汁或苹果汁、西瓜汁等，但不可冰冻后饮用。

2. 白带色黄、量多、质稠者属湿热症，忌吃煎烤、油腻、辛辣食物。

3. 小腹冷痛、怕凉、腰部酸疼的患者，属寒凝气滞型，在饮食上可给予姜汤、红糖水、龙眼肉等温热性食物。

4. 五心烦热、腰痛者，多由肾亏阴虚引起，可多吃肉、鱼、蛋禽类食物滋补肾阴。

### 汉方调养

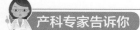
艾灸调养盆腔炎

艾灸调养盆腔炎的穴位点为三阴交穴，这个穴位在我们足内踝上3寸的地方，找这个穴位的具体方法是：找到足内踝后，向上移四个横指的距离，对应足内踝骨突点的位置就是三阴交穴。

具体方法：艾灸条每次一支，灸至三阴交穴有温热舒服的感觉且皮肤出现红晕，每次灸20～30分钟，7天一疗程，休息一两天后，再进行第二疗程，一般灸1～2个疗程。除了灸三阴交穴，也可灸腹部压痛点。

**产科专家告诉你**

**盆腔炎备孕女性需检查输卵管**

患有盆腔炎的女性在备孕1年左右仍没有怀孕，可以去医院妇产科做一下输卵管造影，检查一下输卵管是否通畅，因为盆腔炎症容易导致输卵管不通。

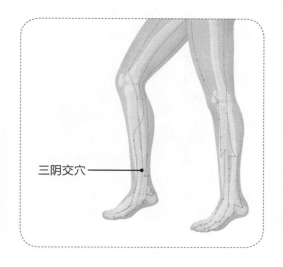
三阴交穴——

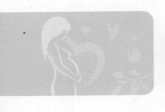

# 阴道炎

女性生殖器炎症是常见妇科疾病，主要有外阴炎、阴道炎、宫颈炎及盆腔炎等。而引起女性生殖道炎症的病原微生物有许多，如淋菌、梅毒螺旋体、衣原体等病毒，以及真菌、寄生虫、原虫等。普通阴道炎则多由滴虫和白色念珠菌引起。

患阴道炎的女性，若孕前治疗不及时或不彻底，妊娠后可能会对胎儿造成伤害。在怀孕早期，毒素可直接进入宫腔，从而影响胚胎的分化和发育，导致胎儿畸形；怀孕晚期感染，常易导致胎膜早破和新生儿鹅口疮。

因此，阴道炎应在孕前接受治疗。不同病原引起的阴道炎的治疗方法不同，应该在查清致病原因，针对不同的病原微生物进行药物治疗。

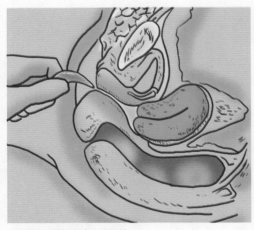

用滴管将药液滴入阴道。

## 白色念珠菌性阴道炎

白色念珠菌性阴道炎是由白色念珠菌感染而引起的。白色念珠菌是条件致病菌，只有当局部的环境条件适合时，才易发病。如怀孕、糖尿病或接受大量雌激素治疗的患者，由于阴道中的糖原增加，酸度增高，适合念珠菌生长，造成其大量繁殖引起炎症。

白色念珠菌性阴道炎主要表现为外阴瘙痒、灼痛，症状严重时，人会觉得奇痒难忍，坐卧不宁，痛苦异常。还可出现尿频、尿痛及性交痛。患者白带呈现豆腐渣样改变。

白色念珠菌性阴道炎可以用碳酸氢钠液冲洗，将制霉菌素栓置于阴道内，每晚1次或早晚各1次，共10～14日。或口服制霉菌素等抗真菌药物。

## 滴虫性阴道炎

滴虫性阴道炎是由阴道毛滴虫在月经前后大量繁殖而引起的炎症发作。滴虫通常隐藏在腺体及阴道皱襞中，消耗和吞噬阴道分泌物内的糖原物质，阻碍乳酸的生成，从而改变阴道的酸碱度，破坏其防御机制，引起继发性的细菌感染。

严重的阴道炎症常常会导致不孕，因

为大量的白细胞和泡沫状白带使精子的运动发生改变，阻碍其到达输卵管与卵子结合。

### 滴虫性阴道炎症状

阴道毛滴虫的潜伏期为4～28天，一部分女性在感染初期并无症状，等时间一长，就会感到阴道分泌物增多、外阴瘙痒，并伴有灼热、疼痛、性交痛等症状。阴道的分泌物为稀薄脓性、黄绿色、有臭味。如果合并尿道感染，可伴有尿频、尿痛症状，甚至还会出现血尿。

### 治疗期间每次月经后复查

滴虫性阴道炎经常会在月经后复发，因此每次月经结束后要复查阴道分泌物。经过3次检查，滴虫均为阴性，才能说是治愈。同时要注意外阴清洁，最好每天清洗外阴，同时勤换内裤。为避免重复感染，内裤及洗涤用毛巾要在沸水中浸泡5～10分钟，以消灭病原体。不要去公共场所洗澡、游泳；有外阴瘙痒症状时，可用中药外阴洗剂坐浴，不要抓挠，以免外阴皮肤黏膜破损，发生感染。

### 临床上常用甲硝唑来治疗

滴虫性阴道炎可用甲硝唑局部外用或口服治疗，每个疗程10天以上。甲硝唑是临床上治疗滴虫阴道炎的常用药物，但

**产科专家告诉你**

#### 妻子得了滴虫阴道炎，丈夫也要治

滴虫性阴道炎主要由性行为传播，男性在感染滴虫后通常无症状，不易发觉，从而成为感染源。如果妻子得了滴虫性阴道炎，丈夫也应同时进行治疗，并且在治愈前避免无保护同房。

是甲硝唑会透过胎盘到达胎儿体内，也会从乳汁中排出，孕20周前和哺乳期是禁用的，因此，备孕期一定要把这个病治好。

## 自我综合调养

### 日常生活细节调养

1.阴道炎患者应稳定情绪、颐养性情，避免熬夜加班，并根据自己的性格和发病诱因进行心理治疗。

2.加强锻炼，增强体质，提高自身免疫功能。积极消除诱发因素，及时治疗生殖器官的各种炎症。

3.平时应注意外阴及其周围皮肤的清洁，避免用手抓挠，以免感染白色念珠菌。本病还可通过性生活感染，故在治疗期间应避免性生活，必要时，夫妻要同时进行诊治。

4.清洗外阴时，不要用热水烫洗，不要用高锰酸钾液坐浴。最好用清水淋浴，而不是用各种洗液反复冲洗阴道。

### 吃对食物巧调养

1.饮食宜清淡，忌辛辣刺激性食物，以免酿生湿热或耗伤阴血。

2.多食富含活性嗜酸乳杆菌的酸奶，如双歧杆菌酸奶、大豆低聚糖等，它们具有促使体内有益菌繁殖与生长、抑制有害菌生存的作用。

3.多食富含抗氧化剂的食物，以利于增强机体免疫力、抗感染，如维生素A、维生素C、维生素E以及微量元素锌、铁、镁、铜和硒等。葡萄、柿椒、苦瓜、番茄、芥末和西蓝花等食物以及姜黄和银杏等草药中含有生物类黄酮、番茄红素、多酚类和花色素等，具有非常强的抗氧化作用。

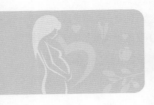

# 月经不调

## 月经规律，才能保证卵子质量

很多女性不能快速怀孕都跟月经不调或没有月经有关系。这是由于月经不调的女性想要预测排卵期相当困难，不排卵的概率也比常人高。月经不调可能由多囊卵巢综合征等常见的妇科疾病引起，这些疾病可能会造成不孕，需要检查治疗后再准备怀孕。

如果你符合下面一半或一半以上的情况就是月经不调了，甚至还可能有患多囊卵巢综合征的危险。

### 月经不调常见症状

1 月经周期未达28天或长达37天以上。

2 月经提前或推迟7天以上。

3 经血呈紫黑色、猩红色或泔水状。

4 月经来潮的时间推迟，甚至不来潮。

5 月经来潮前或月经来潮时肋骨疼痛，小腹发胀，感觉身体忽冷忽热。

6 月经周期正常，但月经量过少或月经来潮持续时间短。

7 月经周期正常，但月经量过多或月经来潮持续时间长。

8 血块与经血一起排出。经期中感觉恶心，并有呕吐症状。

### 什么情况下必须治疗

当月经周期、持续时间、出血总量、经血颜色异常时，有必要到医院接受检查。如果因月经推迟演变成闭经而导致不孕者，需要接受较长时间的治疗。因此，在月经来潮推迟或月经连续三个周期不来潮时，应及时接受专业治疗。

上述情况一般可采用短效口服避孕药进行周期治疗，也可用中药治疗。此外，还可根据患者的情况选择不同的促排卵药物，以改善卵巢的功能或代替垂体及下丘脑的部分功能。

# 月经不规律，不仅仅是妇科的事

许多女性发生月经不调后，只是从子宫发育不全、急慢性盆腔炎、子宫肌瘤等妇科疾病去考虑，而忽视了其他原因。殊不知，许多不良习惯也可能导致月经不调。

## 起居无度

有的女性喜欢夜生活，经常半夜两三点才睡觉，一觉睡到第二天中午，或者经常出差，倒时差……这些不良的起居生活都会导致"大姨妈"错后甚至闭经。另外，如果经期受寒冷刺激，会使盆腔内的血管过分收缩，引起月经过少甚至闭经。因此，备孕女性尤其需注意日常生活规律，避免劳累过度，经期要防寒避湿。

## 情绪异常

有些女性一有什么事儿就胡思乱想，做决定的时候特纠结，心思重，爱生闷气。虽然自己也不想这样，可还是会过度焦虑，时常觉得压力大。

长期精神压抑、生闷气或遭受重大精神刺激和心理创伤，都可导致月经失调、痛经或闭经。这是因为卵巢分泌的激素受脑垂体和下丘脑的控制，情绪不稳定会影响月经周期。所以备孕的女性要尽量保持心情愉快。

## 过度节食

有研究表明，女性过度节食，导致机体能量摄入不足，造成体内大量脂肪和蛋白质被消耗，致使雌激素合成障碍，影响月经来潮，甚至经量稀少或闭经。因此，追求身材苗条的备孕女性尤其要注意，切不可盲目节食。

## 嗜好烟酒

烟雾中的某些成分和酒精可以干扰月经，引起月经不调。据调查研究发现，每天吸烟1包以上或饮高度数白酒100毫升以上的女性中，月经不调者是不吸烟喝酒女性的3倍。因此，备孕女性要戒烟戒酒。

### 肥胖和月经不调相互影响

肥胖是每一位追求苗条身材女性的心头大患，而月经不调则是影响女性生活、工作、孕育的一大元凶。二者存在一定的关系，互相影响。

女性肥胖的原因很大部分来自月经不调，而月经不调是由不良生活习惯导致的，不良的生活习惯引起肥胖，肥胖又引起月经不调，二者形成恶性循环，最终难以遏制。月经不调会引起和加重肥胖，而肥胖又会反作用导致月经不调。

因此，如果你正在备孕，又是一个胖姑娘，就要养成良好的生活习惯，少吃甜腻的食物，每天坚持适量运动，把出轨的"大姨妈"找回来。

| 月经不调导致肥胖 | 肥胖影响月经 |
| --- | --- |
| 研究表明，女性长期月经推迟或月经量少，甚至闭经，就很容易肥胖。中医学认为，月经可以排出子宫内累积的毒素，建立新的循环；如果月经经常紊乱，体内毒素就会越积越多，最终诱发肥胖。 | 很多胖姑娘都有爱吃甜食、不喜运动、进食量过大等习惯，这些习惯会导致体内脂肪堆积过多，造成脂肪代谢和糖代谢异常，进而影响到体内雌激素的分泌，最终导致月经不调。 |

# 月经不调的治疗

### 饮食调理

1.人参、红枣、山药、枸杞子、粳米、薏苡仁、山楂、白鸽肉、鳖甲等有滋阴补肾、健脾祛湿的功效，对于肝肾不足、痰湿阻滞导致的血行不畅之闭经性不孕症有很好的调养作用。

2.兔肉、芹菜、藕、木耳等有凉血清热的功效，煲汤食用对于肝肾不足引起的月经不调有很好的调养功效。

3.补充足够的铁质，以免发生缺铁性贫血。

### 艾灸调治

**所需药材** 乳香10克，没药10克，沉香15克，丁香15克，五灵脂20克，青盐适量。

**准备工作** 将上述药材共研细末，装瓶备用。

**具体方法** 将脐部常规消毒，用棉布条做一个圈围在脐周，然后用上述药末填满，外盖薄生姜片，以防艾灸时烫伤皮肤。以艾炷灸之，连灸5～6次，以腹内温热舒适为度。隔天1次。

### 非病理性月经不调注意生活小细节就能调理好

1.熬夜、过度劳累、生活不规律都会导致月经不调。只要纠正这些不良习惯，月经就可能会恢复正常。

2.经期不要冒雨涉水、洗冷水澡、吃冷饮等，无论何时都要避免使小腹受寒。

3.如果你的月经不调是由于遭受挫折、压力大而造成的，那么，必须要调整好自己的心态。

4.月经期间不宜长时间吹电风扇纳凉，也不宜长时间坐卧在风大的地方，更不能直接坐卧在地砖地板上，以免受寒。

5.月经期间不宜有性行为，否则，容易让外部细菌进入体内，引起阴道及盆腔感染。

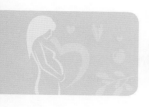

# 输卵管不通

　　排出的卵子经输卵管伞拾取后，沿输卵管向子宫方向移动。左右两侧子宫角各延伸出一条管径极细的输卵管，管径最细处直径可达1毫米左右。正是由于输卵管管径极细，所以各种原因导致输卵管管径变窄或者输卵管堵塞粘连时，都将直接影响输卵管功能，阻碍女性正常妊娠。女性不孕者中有20%～30%是由于输卵管因素所致。

## 输卵管为什么会不通

　　输卵管的器质性病变如炎症、粘连或肿瘤所致的输卵管狭窄、阻塞及输卵管痉挛等，常是引起不孕的重要原因。

### 导致输卵管不通的主要原因
·输卵管闭塞、输卵管狭窄
·输卵管炎、输卵管水肿
·子宫内膜异位症
·输卵管伞部拾卵障碍

### 衣原体感染引起输卵管粘连
衣原体感染是引起输卵管粘连的首要原因。由于女性在感染衣原体后几乎没有自觉症状，因此常常导致病情延误，使衣原体得以"长驱直入"，由子宫逐渐蔓延至输卵管周围，使输卵管产生炎症反应，最终导致输卵管出现肿胀粘连等不良后果。即使通过治疗得以痊愈，但已造成的输卵管狭窄也可能无法恢复如初。所以如果当你怀疑有衣原体感染时，请一定及时就医，尽早接受专业诊治。

### 子宫内膜异位症可使输卵管变窄
　　输卵管亦可受子宫内膜异位症影响。当经血沿子宫逆流入输卵管并在此进行种植时，这部分输卵管就会变得狭窄，从而严重影响其正常的生理功能。

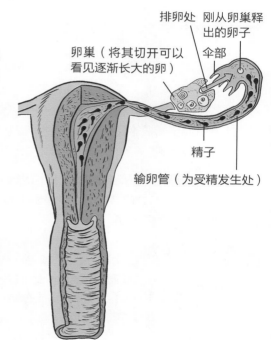

排卵处　刚从卵巢释出的卵子

卵巢（将其切开可以看见逐渐长大的卵）

伞部

精子

输卵管（为受精发生处）

### 输卵管伞不能正常拾取卵子

当输卵管伞不能正常拾取卵子时，女性同样会罹患不孕不育症。很多人都以为输卵管与卵巢直接相连，但事实并非如此。输卵管与卵巢间并不直接相通，卵巢排出的卵子需要经过喇叭形的输卵管伞进行拾取后，才能由输卵管运向子宫。如果输卵管伞与其他组织发生粘连或者任何原因导致输卵管伞呈现僵硬状态时，其拾取卵子的能力就会受到影响。

### 异位妊娠也会引起输卵管异常

异位妊娠等情况也会引起输卵管异常。受精卵形成后如果并未向宫腔方向移动，而是停留在输卵管内，那么输卵管就会随着受精卵的不断发育而愈发膨胀，当输卵管的张力超过一定极限时就会导致输卵管破裂，从而引起妇科急症。此外，受精卵还有向卵巢方向移动的情况，同样可以引起位于卵巢的异位妊娠。

## 你是输卵管不通患者吗

输卵管不通几乎没有任何临床症状和体征，主要表现为不孕。部分输卵管伞端积水的患者有慢性腹痛的表现，只有在输卵管发炎的时候才会感觉下腹疼痛。

有些输卵管阻塞的患者会出现小腹一侧或两侧疼痛、坠胀感、分泌物增多、腰痛、月经来潮时血量增多等症状，这些症状与其他妇科疾病很容易混淆，所以，要确定输卵管是否通畅必须到医院做专项的检查才能确诊。

### 通过输卵管试验确诊输卵管是否通畅

临床上经常通过输卵管试验了解输卵管是否通畅。

**常见输卵管通畅试验**

| 试验名称 | 具体方法及优点 |
| --- | --- |
| 子宫输卵管碘油造影 | 子宫输卵管碘油造影是通过子宫颈管向子宫腔内注入碘剂，在X射线摄片下与周围组织形成明显的对比，使宫腔和输卵管显影，从而了解子宫及输卵管腔道内的情况 |
| 超声下输卵管造影 | 有的女性对某些造影剂过敏，这些女性应该提前和医生说明，在医生指导下选择适合自己的、不伤害身体的造影剂。造影不但能够提示输卵管是否通畅，明确阻塞的部位，还可以观察子宫腔的形态 |
| 宫腹腔镜联合检查 | 这种检查可以迅速帮助患者找到不孕的原因，并查看输卵管间有无粘连的情况。术后联合输卵管通液术，还可以检查输卵管内部是否堵塞和粘连 |
| 输卵管镜检查 | 用输卵管镜为患者检查时，不仅无创伤，而且可以明确判断输卵管疾病出现的原因，从而对输卵管疾病进行治疗 |

### 了解一下子宫输卵管碘油造影

子宫输卵管碘油造影是通过子宫颈管向子宫腔内注入碘剂，在X线摄片下与周围组织形成明显的人工对比，使宫腔显影，从而了解子宫及输卵管腔道内的情况。造影不但能显示输卵管是否通畅，明确阻塞的部位，还能观察子宫腔形态。

一般在做子宫输卵管碘油造影前，医生会要求丈夫先做精液检查，如果精液无异常，才考虑做这项检查。做这项检查的对象为基础体温曲线为双相、黄体功能良好、已连续3个月经周期而仍未能受孕者。

**产科专家告诉你**

#### 医生选择治疗手段的依据

医生在面对各种治疗选择时，也常有犹豫。一般来讲，影响医生决策的因素有：患者的具体情况、本医院实施各种技术手段的实力、医生自己的喜好以及患者的要求。医生如果觉得患者输卵管情况还好，年纪也轻，卵巢储备能力尚强，一般会建议先用各种手段治疗输卵管看看再说；如果觉得患者输卵管情况差，且对自己医院的试管婴儿技术水平有信心，那么就会建议患者做试管婴儿了。

### 做输卵管通液要选对时间

输卵管通液不是随便哪天都可以做的，应该在月经干净后3~7天进行，提前、错后都不可以。这是因为经期刚过，子宫内膜尚有创面，进行检查操作，易将体外或阴道、宫颈口的病原菌带入宫腔，引起感染和并发症，造成血逆流，易致子宫内膜碎片随血倒流入盆腔，形成子宫内膜异位症。而月经干净8天以后，内膜生长肥厚，血管扩张，此

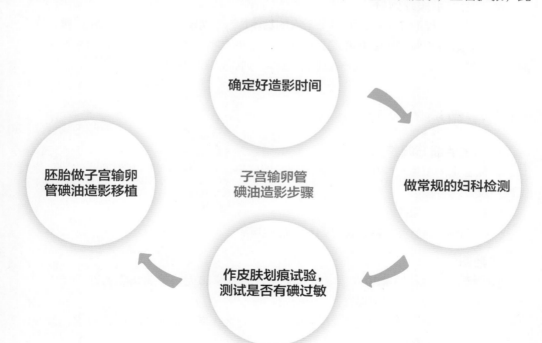

时做检查，子宫内膜大量脱落易造成并发症；另外，生长过厚的内膜，使子宫与输卵管交界处狭窄，会造成生理性阻塞，影响检查的准确性。而在月经干净后3～7天，旧的子宫内膜已脱落干净，新内膜已开始生长，正是子宫内膜厚度适中的时候，此时进行输卵管通液，就不会因损伤子宫内膜而引起出血过多。

# 输卵管不畅的治疗手段

| 治疗手段 | 治疗目的 |
|---|---|
| **通液（通水）** | 疏通管腔 |
| **中药和理疗** | 促进局部血运，解痉 |
| **腹腔镜手术** | 松解粘连，伞部造口，去除异位的子宫内膜等 |
| **输卵管镜插管** | 去除息肉和碎片，疏通管腔 |

上述手段中，通液、中药和理疗（微波、敷盐等）治疗简便，没有太多不良反应，一般的医院都能做；腹腔镜和输卵管镜插管则对设备和医生的经验有一定的要求，另外，术后一年再阻塞率为30％。

### 哪种治疗手段疗效好

究竟采用哪种治疗手段，要看每个人的具体情况。如果是近端不畅，经过通液或手术治疗，有效率约为50％；如果是远端不畅，根据文献资料统计，有效率约为25％，同时，异位妊娠率有5％；如果伞部黏膜形态差，则有效率更低些。

# 自我综合调养

### 日常生活细节调养

1. 注意个人卫生与性生活卫生，严禁经期房事，平时保持外阴、阴道清洁，避免人工流产及分娩后感染。

2. 劳逸适度，保持好心情。

3. 积极治疗阴道炎、宫颈炎等妇科炎症性疾病。

### 热敷调养

**所需材料** 白花蛇草30克，皂角刺30克，透骨草15克，羌活15克，独活15克，乳香15克，没药15克，红花20克。

**具体方法** 将上述药材分为2包，用纱布包好放入蒸锅内蒸半小时，取出，敷双侧下腹，每天临睡前敷1小时，每包药可重复使用2～3次。

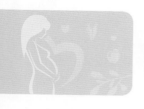

# 多囊卵巢综合征

肥胖并伴有月经异常的女性需要注意，如果你通过节食也无法控制体重，并且月经几个月才来一次或干脆闭经，还长了许多小痘痘，那么你有可能已经患上了多囊卵巢综合征。患了多囊卵巢综合征，有些人不治疗也能怀孕，而有些人则需要做好打持久战的准备。

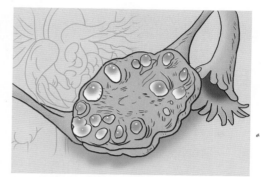

卵巢有很多小而不成熟的卵泡。

## 什么是多囊卵巢综合征

多囊卵巢综合征（PCOS）是以稀发排卵或无排卵、高雄性激素或胰岛素抵抗、多囊卵巢为特征的内分泌紊乱的症候群。因持续无排卵，严重情况下会使子宫内膜过度增生，增加了子宫内膜癌变的风险。

## 多囊卵巢综合征的表现

| | |
|---|---|
| **月经异常** | 月经稀少、闭经，少数可表现为功能性子宫出血。多发生在青春期，为初潮后不规则月经 |
| **多毛** | 较常见，发生率可达 69%。由于雄性激素升高，可见上唇、下颌、胸、背、小腹正中部、大腿上部两侧及肛周的毳毛增粗、增多。同时可伴有痤疮、面部皮脂分泌过多、声音低粗、阴蒂肥大、出现喉结等男性化征象 |
| **不孕** | 由于长期不排卵，患者多合并不孕症，有时可有偶发性排卵或流产，发生率可达74% |
| **肥胖** | 体重超标 20% 以上，体重指数 ≥ 25 者占 30%~60%。肥胖多集中于上身，多自青春期开始，随年龄增长而逐渐加重 |
| **黑棘皮症** | 阴唇、颈背部、腋下、乳房下和腹股沟等处皮肤褶皱部位出现灰褐色色素沉着，呈对称性 |
| **卵巢增大** | 少数患者可通过一般妇科检查触及增大、质地坚韧的卵巢，大多数患者则需 B 超检查确定 |

## 如何预防和治疗多囊卵巢综合征

针对多囊卵巢综合征合并代谢综合征的药物治疗的作用目前尚未明确，而生活方式调整是非常重要的手段。早期干预还有利于预防糖尿病和心血管疾病的发生。

| 控制体重 | 首先是运动减肥，并养成良好的生活方式，减少脂肪，尤其是内脏脂肪。 |
| --- | --- |
| 饮食控制 | 饮食中脂肪 <30%，饱和脂肪酸 <10%。 |
| 运动 | 每周运动 5 次以上，每次运动 30 分钟，并且是中度运动量。 |

# 自我综合调养

### 生活调养

● 不宜居住在潮湿的环境里，在阴雨季节，要注意湿邪的侵袭。

● 长期坚持体育锻炼，散步、慢跑、打球、游泳、气功及各种舞蹈，均可选择。注意不可操之过急，活动量应逐渐增强，让疏松的皮肉逐渐转变成结实、致密的肌肉。

● 放松心情，建立信心，耐心治疗。

### 饮食调养

1. 饮食中需降低糖类、脂肪摄入比率，以遏制胰岛素拒抗，减轻体重以平抑异常促性腺激素和雄性激素分泌。

2. 饮食宜清淡，避免辛辣刺激的饮食，甜食也要少吃一些，绿豆、螃蟹、柿子也最好不要吃。

3. 要选择低血糖指数的食物。尽量吃"非精制食物"，如颗粒的燕麦绝对优于麦片粥，麦

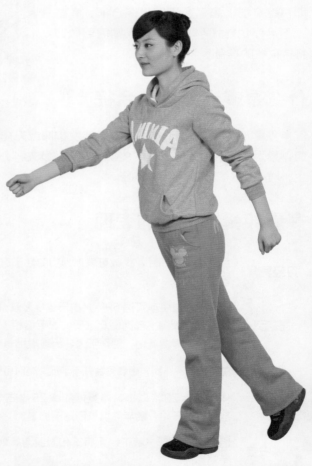

长期坚持散步等各种比较温和的活动，有利于调养多囊卵巢综合征

片粥又优于即冲麦片或麦粉；糙米、五谷饭优于白米饭，白米饭又优于稀饭；硬杂粮面包优于软杂粮面包，软杂粮面包又优于白面包；水果优于果汁；至于糕饼则为大忌。

4. 不要单吃糖类，尽量合并蔬果纤维、蛋白质或脂肪，可降低吸收速度。

### 汉方调养

**艾灸调养多囊卵巢综合征**

中医在治疗多囊卵巢综合征上以补肾助阳或滋肾养阴、益气健脾为主，兼以疏肝理气、活血化淤、燥湿化痰、软坚散结等法。下面介绍一种艾灸熏脐法，适用于月经不调、排卵障碍引起的不孕症。

所需中药：白胡椒9克，黄丹9克，火硝9克。

具体方法：将上述各药共同研末，将脐部用温热毛巾擦干净后，放入药末3克于脐窝上，上面覆盖生姜片，用艾灸，以自觉脐内有温暖感为度，隔天1次，有活血化淤、行气通络的功效。

**产科专家告诉你**

多囊卵巢综合征女性备孕要点

最好和最根本的治疗方法是控制体重，不少多囊卵巢综合征的患者通过改变生活方式，使生殖内分泌功能能得到显著改善而自然受孕。

最好在医生指导下先纠正明显的高雄性激素状态和胰岛素抵抗，再诱导排卵，否则对成功率有一定影响。

多囊卵巢综合征患者妊娠后容易发生妊娠期糖尿病和妊娠高血压，需要提早做糖耐量筛查，并加强孕期检查和监护。

多囊卵巢综合征除影响月经和怀孕外，更有干扰糖、脂肪代谢，增加心血管疾病风险等重要负面影响，需要终生关注和治疗。

# 多囊卵巢综合征患者怎样备孕

多囊卵巢综合征影响怀孕的主要症结在于稀发排卵或无排卵，稀发排卵者有自然受孕的可能，只是概率较低。多数情况下，还是需要促排卵治疗。

那么，多囊卵巢综合征女性如何成功怀孕呢？

**准备工作**

调整生活方式和减轻体重（能恢复自发排卵，或提高对促排卵药的敏感性）

**基础治疗**

促排卵（能促进卵泡正常发育）
促性腺激素（适用于促排卵药物治疗失败的患者）
如果促排药物治疗无效，还可用选择辅助生殖技术，如"试管婴儿"

**心理治疗**

不孕不育患者一般心理压力都很大，因此应当进行心理调整，进行自我激励、自我放松，解除忧虑的情绪

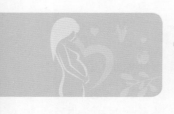

# 带下

带下可以算是成年女性的宿疾，很多女性深受带下之苦。中医学认为，引发带下的最主要原因是体寒，女性在身体虚弱的状态下容易受寒引发带下。如果身体温度太高，需要注意是否有阴道炎。带下与不孕没有直接关系，但引发带下的细菌会使身体感染疾病而变得虚弱，从而导致不孕。另外，淋菌侵入子宫会造成输卵管堵塞而不孕。身体虚寒者难以受孕。

## 常见症状

1. 白带增多，呈蛋清样或白色水样。

2. 血水样白带，也称洗肉水样白带，有恶臭味，量很多。

3. 乳白色豆渣性白带，量不一定很多，呈白色厚糊状或凝乳状，是真菌性阴道炎所特有的一种白带，常伴有严重的外阴瘙痒或灼痛感。

4. 黄色或黄绿色稀薄脓性白带。这种白带大多由化脓性细菌感染引起，伴有臭味和外阴瘙痒。

## 孕前治疗

出现以上任何一种白带异常的状况，都需要及时就诊，以便早期治疗。感染的病源不同，白带异常的治疗应有所不同。阴道炎以细菌、真菌等病原体引起的炎症居多，大多采用抗生素治疗；慢性宫颈炎则是内分泌改变、外界刺激、人类乳头状病毒感染等多种因素引起的，则很少需要抗生素治疗，无论是治疗方案，还是治疗药物，都和阴道炎大相径庭。患了宫颈炎，还要排除癌变和癌前病变的可能。

中医通常将带下按诱因分为脾虚带下、肾虚带下、热毒带下、湿热带下等四种情况进行辨证治疗。

# 自我综合调养

### 生活调养

● 少穿紧身裤，避免穿着紧身尼龙内裤，应选择棉质内裤。平日不要用卫生护垫，每天晚上用清水洗净外阴，更换内裤。不要用各种药液清洗阴道，这样做反而会破坏阴道的内环境。

● 坚持锻炼，增强体质，保证充足的睡眠，保持恬静的心理状态，避免过于激动、发怒、急躁。

● 定期检查，即使没有任何不适，也要每年至少做一次全面的妇科体检。

● 不熬夜，保证有充足的睡眠及充沛的精力和体力，并做到起居有时、娱乐有度、劳逸结合。

### 饮食调养

1. 白带多的女性，宜补充营养，多吃如牛奶、豆浆、瘦肉、动物内脏、山药、扁豆、莲子、白果、薏苡仁、蚕豆、绿豆、黑木耳、豇豆、核桃仁、淡菜、芹菜、龟肉等清热解毒、利湿固涩的食物。

2. 配餐宜以健脾补肾为主，如黄芪粥、淮山药粥、白果粥，或人参、鹿茸等；湿毒下注时应服一些利湿止带之品，土茯苓薏苡仁粥、白果薏苡仁粥等；白带清稀如水，阳气不足，应佐配附子、狗肉、羊肉、鹿茸等。

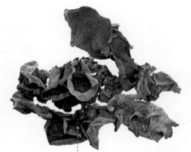

黑木耳营养非常丰富，而且还有补肾的功效。

### 汉方调养

**金樱子蜂蜜膏调养带下**

准备金樱子200克、蜂蜜200毫升。

具体方法：将金樱子剖开去核，洗净，小煮2次，合并滤液。浓缩至稀流膏状，加入滤净之蜂蜜，煮沸。每次服10～15克，每天2次，温开水冲服。适用于肾阳虚之带下病。

### 产科专家告诉你

**带下病夫妻同治效果好**

带下病最好夫妻同治，因为有的带下病是因滴虫、真菌性阴道炎所致，丈夫的生殖器及尿道中存留的滴虫及真菌，可以通过同房而进入女子阴道，从而引起滴虫、真菌性带下病，故除夫妻的内衣均应常洗换外，每次同房前，双方应先将生殖器官用肥皂水洗净。

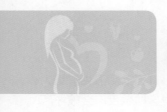

# 痛经

痛经是指经期前后或行经期间，下腹和腰部出现痉挛性疼痛。如果痛经严重影响日常生活，甚至让人无法做任何事情，则说明情况比较严重，会影响怀孕，孕前一定要到医院检查、治疗，为受孕扫清障碍。

## 痛经的分类

无论是轻微地抽痛、闷胀痛，或是痛得直不起身而必须请假在家休养，痛经是大部分女性都曾有过的体验。痛经可分为"原发性痛经"和"继发性痛经"两类。

### 原发性痛经

原发性痛经，又称为功能性痛经，在医学检查上通常不会发现有器质性的病变，也就是在盆腔或子宫等生殖器官上没有病理性的变化，对健康也不会造成严重的危害。原发性痛经通常是子宫的生理功能运作不顺畅，并没有子宫实质性的病变，只要通过调理，就能快速恢复。西医学认为，原发性痛经主要是由性激素变化引起的。

消化不良、食欲缺乏、腹泻等肠胃疾病，以及恶心、呕吐等症状

小便不畅、易水肿、乳房疼痛等症状

原发性痛经伴随症状

心跳加剧、易受惊、脸发热、眩晕等神经性症状

头部、四肢、全身酸痛，手脚酥麻、冰冷等症状

### 继发性痛经

又称次发性痛经或再发性痛经，这是一种由于生殖器官发生病变而导致的痛经类型，最常见的就是由子宫内膜异位症、慢性盆腔炎或子宫腺肌症等引发的。

这种类型的痛经一般都在初潮来后几年才会出现症状，即原来没有痛经现象，后来才开始感觉疼痛，且痛经程度会越来越严重。痛经者在月经前后出现腹痛，而且疼痛会持续几天，程度及持续时间都甚于原发性痛经。

继发性痛经患者可以先让医生做一次详细的妇科检查，再进行消积、化瘀、散肿等治疗，一旦消除了病因，痛经自然也就消失了。

# 原发性痛经可能来自不良生活习惯

经期前或经期中喜食冷饮，吃生的蔬菜、寒性水果，或在来月经时受了风寒；经常熬夜致肝火旺盛，以及过度节制饮食导致肝脾两虚等，都是引发原发性痛经的主要原因。

### 生活调养

1.保持身体温暖，尤其是痉挛及充血的骨盆部位；多喝热的药草茶或热柠檬汁；也可在腹部放置热敷垫或暖水袋，一次敷数分钟。

2.经期前1周，在温水浴缸里加入1杯海盐及1杯碳酸氢钠，泡20分钟，有助于松弛肌肉及缓解痛经。

3.在月经来潮前夕，步行或进行其他适度的运动，将使你在月经期间减轻不适感。

### 饮食调养

1.在月经来潮前3~5天内应进食易于消化吸收的食物，不宜吃得过饱，尤其应避免进食生冷食物，以免诱发或加重痛经。

2.月经来潮时，更应避免一切生冷及不易消化和刺激性的食物，如辣椒、生葱、生蒜、胡椒、烈性酒等。在此期间，痛经者可适当吃些有酸味的食品，如酸菜、食醋等，酸味食品有缓解疼痛的作用。

**产科专家告诉你**

#### 一般的痛经不是病

痛经，由于仅在生理期来临前及生理期才会显现出症状，在不影响生命且很少迅速恶化的情况下，并没有被医学严格定义为疾病的一种。

把痛经称为"综合征"可能更加贴切，这就像女性的围绝经期一样，除了腹痛之外，还会在一段时间内伴随发生多种反应及病症，例如头痛、眩晕、腰酸、腹泻、倦怠、发热、情绪波动等。有的女性生娃后没有坐好月子，症状会加重，不过大部分的不适现象会随着生理期结束渐渐消除。

但是当痛经的程度很剧烈，而且伴随有子宫异常时，如子宫内膜异位症、子宫肌瘤、盆腔粘连等，这就成了一种病症，不但影响个人生活质量，而且还会影响生育。

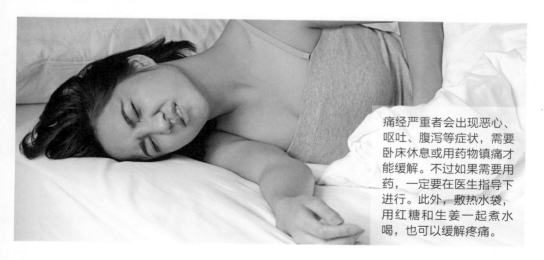

痛经严重者会出现恶心、呕吐、腹泻等症状，需要卧床休息或用药物镇痛才能缓解。不过如果需要用药，一定要在医生指导下进行。此外，敷热水袋，用红糖和生姜一起煮水喝，也可以缓解疼痛。

3.痛经者无论在经前或经后，都应保持大便通畅，尽可能多吃些蜂蜜、香蕉、芹菜、红薯等。

4.经常食用具有理气活血作用的蔬菜和水果，如荠菜、香菜、生姜等。身体虚弱、气血不足者，宜常吃补气、补血、补肝肾的食物，如鸡肉、鸭肉、动物肝肾、鱼类、豆类等。

## 中医调理原发性痛经

原发性痛经西医通常是给予止痛药治疗，没有更好的方式彻底治疗；而中医能够根据个人体质及症状进行调理，将子宫环境调回到正常状态，达到自然止痛的效果。另外，经期配合腹部热敷、穴位按摩或适当的运动，也能有助于缓解痛经。

### 拔罐关元穴调养痛经

具体位置：身体前正中线上，脐下3寸。

快速取穴：仰卧姿势，除拇指外，四指并拢横放在肚脐下方，肚脐下正中线与小指交叉的地方即是关元穴。

具体方法：在关元穴部位用拔火罐吸拔至皮肤出现瘀红，一次10~20分钟，每日1次。一般3次可有效缓解症状，尤其在每次月经来潮前1周为最佳治疗时期。

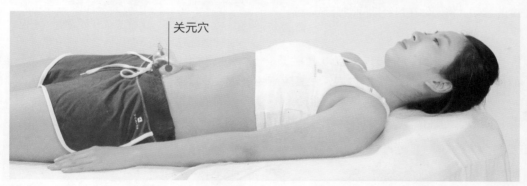

关元穴

## 痛经严重者应就医

当痛经有以下异常信号时就要特别注意，必要的时候要及时就医。

| 剧烈的疼痛 | 止痛药增加 | 疼痛指数增加 |
| --- | --- | --- |
| 已痛到发冷、颤抖或呕吐、无法起身，甚至快晕倒休克，或是已经严重干扰日常生活及工作。 | 假如有吃止痛药的习惯，渐渐发现有剂量加大的情形。 | 观察生理期数月，当疼痛的程度、频率、天数都超过以前时，尤其又伴有出血量增加的现象。 |

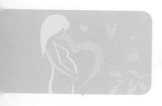

# 习惯性流产

## 什么是习惯性流产

如果连续发生两次或两次以上的自然流产称为习惯性流产。许多患者的流产多发生在相同的月份。其临床经过与一般的自然流产相同。一般分娩次数多、年龄较大者，习惯性流产的发生概率高。该病一旦长期出现就会对女性生育能力造成很大的伤害，如果长期不接受治疗就会导致生育能力减退，进而诱发不孕不育症。

习惯性流产需要查明原因，并对症下药，及时治愈。应该记住，哪怕已经有了两次流产，而且以前也没有过活体婴儿的先例，下次怀上正常健康胎儿的机会还是很大的。

## 习惯性流产常见症状

习惯性流产的表现与一般流产相同，也可经历先兆流产、难免流产、不全或完全流产几个阶段。早期仅可表现为阴道少许出血，或有轻微下腹隐痛，出血时间可持续数天或数周，出血量较少。一旦阴道出血增多，腹痛加重，检查宫颈口发现扩张，甚至可见胎囊堵塞颈口时，流产已不可避免。如妊娠物全部排出，称为完全流产；仅部分妊娠物排出，尚有部分残留在子宫腔内时，称为不全流产，需立即清宫处理。

## 大部分早孕流产没必要保胎

出现早孕流产征兆，很多孕妇会选择保胎，其实大部分早孕流产没有保胎的必要。

在早孕期发生的流产，绝大多数都是受精卵本身有问题，所以一旦出现，孕妈妈们也不必太过慌张。质量好、着床好的受精卵，就算百般不顺，也依然会继续发育成长；而质量不好、有缺陷的受精卵，即使勉强保胎成功，宝宝的健康也多少会受到影响。因此，早孕流产不建议保胎治疗。

对于先兆流产，虽然发生的概率高达30%~40%，但大部分经过休息调理就能好起来，孕酮等保胎药虽然有一定作用，但主要还是充当了孕妈妈的的心理安慰剂。

# 如何治疗习惯性流产

在受孕前，男女双方都应到医院做仔细的检查，包括生殖器检查及必要的化验。有条件的可做染色体检查，如能找到原因，针对原因进行治疗。常见的习惯性流产治疗方法有：

**1** 因黄体功能不全、甲状腺功能减退等疾患引起的可给予药物治疗。

**2** 因子宫畸形、子宫肌瘤、宫腔粘连引起的可行手术治疗。

**3** 因免疫因素引起的可采用淋巴细胞毒免疫技术治疗。

# 习惯性流产如何备孕

### 自然流产后必须查明原因再备孕

流产后只要子宫恢复得好，宫腔内没有残留，没有感染，一般不会影响以后的生育。但如果是反复性自然流产，一定要去正规医院查清楚流产的原因再备孕。在医生的指导下科学用药，这样才能降低习惯性流产发生的概率，也能提高生育能力。

发生在妊娠早期的自然流产大多与胚胎的染色体异常有关，夫妇需做染色体检查，主要是男方的精子、双方的染色体、女方的卵子及内分泌激素等。

还要查ABO溶血、妇科疾病、母胎的免疫问题；还要排查病毒感染，如TORCH病毒感染等。

孕周较大时发生的自然流产，尤其是先有破水，然后子宫收缩、胎儿排出的流产可能与"宫颈功能不全"，也就是子宫颈过度松弛有关。

要多方面找原因，把可能的因素排除后再怀孕。再次妊娠时，在以前发生习惯性流产的孕周要十分小心。

习惯性流产的女性，在出现流产先兆又很想要这个孩子时，一定要先进行B超及其他辅助检查，在确定胚胎或胎儿存活后再开始保胎治疗。另外，还要找出这次先兆流产的原因，但最好不要等到怀孕后进行保胎，最好在怀孕前就找到既往流产的原因。

### 尽早再怀孕能减轻流产抑郁

研究调查表明，自然流产后等待再次怀孕的时间会影响女性的心理状况，如果

 **产科专家告诉你**

**自然流产后再孕时间分情况**

对自然流产后，子宫内膜剥落得比较干净，不需要做清宫手术的女性来说，不会造成子宫损伤，子宫会很快复原，一般2个月以后即可怀孕。但是如果进行了损伤性的清宫手术，需要休养半年以上再怀孕。具体再孕时间要听从医生的建议。

自然流产后等待8个月没有怀孕，备孕的信心会减退。

自然流产后3个月内再次怀孕，流产的发生率为16%~20%。与间隔3个月以上再次怀孕的女性相比，流产的发生率并没有明显增加。妊娠间隔时间超过1年以上者，流产发生率反而明显高于1年内妊娠者。

可见，自然流产后通过短时间调养再次怀孕，有益于女性的心理健康，可以增强怀孕的信心，缩短自然流产带来的伤痛，减少流产抑郁症的发生。

### 面对习惯性流产要有信心

面对习惯性流产，如果还想要宝宝，首先需要做的就是去医院查明原因，对症治疗。另外，最好不要等到怀孕后才开始保胎。流产后，在日常生活中要注意合理的饮食、充足的休息、稳定的情绪、良好的卫生、适当的运动，保持充分的自信。

### 流产后要坐好"小月子"

孕妇流产后需要坐个"小月子"，即调养身体1个月，使身体机能尽快恢复正常，为再次怀孕做好充分的身体准备。

| 生活调养 | 饮食调养 |
| --- | --- |
| 保证充足的睡眠，尤其在术后2~3天内，应该卧床休息 | 多吃维生素、蛋白质含量高的食物 |
| 术后15天内尽量避免从事过重的体力劳动，避免大量剧烈运动 | 多吃可溶性纤维食物，多吃香蕉，多喝蜂蜜等，防止便秘 |
| 养成定时排便的习惯，每天早餐后为最佳排便时间，排便时切忌用力 | 不喝冷饮，不吃生冷的食物 |
| 切忌触碰冷水，加强个人卫生，保持会阴清洁，禁止盆浴 | 肠胃虚寒者慎吃性味寒凉的食物，如绿豆、白木耳、莲子等；阴虚火旺者要避免食用公鸡肉、牛肉、狗肉、鲤鱼等易使人上火的食物 |
| 注意稳定情绪，避免恼怒、担忧或受到惊吓 | |
| 丈夫应多安抚妻子，在短期内不要有性生活 | |

虽然流产对孕妇的身体和心理都会有一定的伤害，但只要做好术后保养和调理工作，保持心情放松，避免紧张、焦虑情绪的影响，再要个宝宝也不难。

流产后要注意乳腺经络通畅。女性怀孕后，乳房腺管开始发育，乳房也会随之增大。流产后刚刚发育的乳腺停止生长，腺泡消失，乳腺复原。有些女性会感觉乳房胀痛，有触痛感、灼热感，少数人还有乳汁分泌。通常，女性流产后，乳腺复原不完全，容易诱发乳腺小叶增生，造成乳腺肿块及乳房疼痛。如果在第一时间疏通经络，就可使突然停滞下来的气血运行起来。

## 养好身体，好孕不愁

### 生活调养

流产后和坐月子一样需要调理身体，使身体功能恢复正常。加强个人卫生，保持会阴清洁，禁止盆浴。切忌触碰冷水。注意稳定情绪，避免恼怒、担忧或受到惊吓，丈夫应多安抚，但在短期内不要有性生活。

养成定时排便习惯，每天早餐后为最佳排便时间，排便时切忌用力。

再次怀孕时不要参与重体力劳动，还要注意避免屏气和用力大便，以免使腹内压增高而发生流产。

医院就诊，听从医生建议，不可自己乱用药。禁止接触 X 线、放射性同位素，绝对避免用此类设备对腹部进行检查，以防胎儿畸形而流产。

尽量避免到流行性感冒、伤寒、肺炎等流行病高发区域活动，也不应去人群拥挤的公共场所，以减少受感染机会；不要主动或被动吸烟；不接触宠物。

### 饮食调养

**1** 补血补气。黄芪、阿胶、红糖、红枣、糯米、大米、老母鸡、姜、菠菜、乌梅等具有收敛止血、补气补血的功效。另外，猪肉、动物肝脏、血豆腐也有补铁补血的作用，同时摄入充足的维生素C更能增加铁质的吸收和利用。

**2** 多吃可溶性纤维食物，多吃香蕉，多喝蜂蜜等，防治便秘。

**3** 食物的选择既要讲究营养，又要容易消化吸收。可选择鱼、鸡、鸡蛋、动物肝脏、动物血、瘦肉、大豆制品、乳类、红枣、莲子、新鲜水果和蔬菜。

**4** 由于流产后身体较虚弱，易出汗，补充水分宜少量多次。应多吃新鲜蔬菜和水果，还可防止便秘。

**5** 胃肠虚寒者，慎服性味寒凉的食品，如绿豆、白木耳、莲子等；阴虚火旺者，要避免食用公鸡肉、牛肉、狗肉、鲤鱼等易使人上火的食品。

### 保持心情愉快

不少女性对流产缺乏科学的认识，流产后情绪消沉，有些女性还因为担心以后会再次发生流产而忧心忡忡。这个顾虑是不必要的，因为绝大多数的自然流产都是偶然的。并且，自然流产的胎儿70%左右都是异常的病态胚胎，主要是染色体异常所致，很难发育成为成熟的胚胎。自然流产可以被认为是一种有利于优生的自然淘汰，不必为此忧虑。愉快的情绪会加快流产后身体的康复，有益于再孕。

### 针灸调养

针灸调养习惯性流产的穴位点为百会穴，在头顶发际正中直上5寸，找这个穴位的具体方法是：找到头顶中线与两耳尖连线的交叉处，就是百会穴。

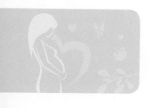

# 贫血

怀孕后孕妇的血液要供给两个人使用，这时对血的需求量就会增大，会加重贫血。而且怀孕后，即使是正常的女性也容易出现生理性贫血，所以孕前一定要把贫血调理好。

## 如何判断是否贫血

贫血是指全身循环血液中血红蛋白总量减少至正常标准值以下。一般女性的血红蛋白标准为110～150克/升，红细胞数为350万～500万/升，低于以上指标的即为贫血。孕妇贫血的标准也是110克/升以下，同时也要关注铁储备情况，若铁蛋白水平低于20，意味着需要在饮食中注意摄入含铁高的食物。造成贫血的原因有缺铁、出血、溶血、造血功能障碍等。原本就贫血的女性，妊娠后贫血会加重。

## 贫血有什么表现

贫血的女性表现为面色苍白，伴有头晕、乏力、心悸、气急等症状，重度贫血时还会出现心慌、气短、呼吸困难，甚至发生心力衰竭。

## 贫血会伤害胎儿

孕期贫血会使孕妇发生贫血性心脏病、产后出血、产后感染、心力衰竭等。而且胎儿也会发育迟缓，出现自然流产或早产等。新生儿有可能会营养不良，或患上胎源性疾病。

备孕女性在贫血得到治疗、各种指标达到或接近正常值时才可怀孕，怀孕后还要定期检查，继续防治贫血。

## 贫血如何调理

### 缺铁性贫血须药补

孕前如发现贫血症状，应到医院进行检查，确定原因和类型，有针对性地进行治疗。如果是缺铁性贫血，应该在医生的指导下补充铁剂。在口服铁剂两周后血红蛋白会逐渐上升，一个月后贫血可纠正，此后，仍需继续服用2~3个月甚至更长时间，以补充体内的铁储存量。如不能耐受口服铁剂，可改用针剂注射，同时配合服用维生素C，以利于铁的吸收。

当血红蛋白低于60克/升时，可少量多次输全血或输红细胞。对于巨幼红细胞性贫血，除了补充新鲜蔬菜和肝脏类食物外，还需要给予叶酸和维生素$B_{12}$配合治疗。

### 贫血改善可食补

如果经过一段时间治疗后，血常规检查正常了，可以通过食物补铁。

**1** 适量多吃含铁质丰富的动物血、肝脏，其次是瘦肉、鱼类和海鲜等。

**2** 炒菜时使用铁锅，也是增加菜肴中铁含量的好方法。

**3** 不要在饭后短时间内喝茶，更不要喝浓茶，因为茶叶中的鞣酸会阻碍铁的吸收。

另外，牛奶及一些中和胃酸的药物会阻碍铁的吸收，所以，尽量不要将其与含铁的食物一起食用。

### 补铁首选动物性食物

铁元素分两种，血红素铁和非血红素铁。前者多存在于动物性食物中，后者多存在于蔬果和全麦食品中。相比而言，血红素铁更容易被人体吸收。因此，补铁首选动物性食物，比如牛肉、动物肝脏、动物血、鱼类等。一般来说，肉类的颜色越红，所含血红素铁就越多，动物的心、肝、肾等内脏和动物血中所含的血红素铁最为丰富。

### 补铁食材推荐表（每100克可食部分）

| 推荐食材 | 铁含量 |
| --- | --- |
| 猪肝 | 22.6 毫克 |
| 猪血 | 8.7 毫克 |
| 猪瘦肉 | 3.0 毫克 |
| 鸡肉 | 1.7 毫克 |

**产科专家告诉你**

**红枣并不是"补血神器"**

红枣、蛋黄、菠菜、木耳等虽然含有一定的铁，但很难被人体吸收。临床上有一些平时习惯用吃红枣来改善贫血的患者，他们的血红素提升得并不理想。一般建议贫血患者多吃点排骨、瘦肉、动物血等，每周吃1~2次猪肝，这样补铁比单纯吃红枣效果要好。不能说红枣完全不补铁，但红枣的补铁效果确实不如动物性食物的补铁效果好。

**产科专家告诉你**

**怎样又低脂又补铁**

吃肉补铁，如果担心肉脂肪过多，可以从烹调方法上下工夫，选择蒸、煮、烤、焖等烹调方式，去掉肉类中的肥肉和脂肪层，烹调的时候不放或少放油，都可有效地减少脂肪摄入。

### 植物性食物中的铁不易吸收

植物性食物中铁的吸收率比动物性食物低，而且所含的植酸、草酸等也会影响铁的吸收，补铁效果不是很理想。但是一些含铁量比较高的植物性食物，可以作为补铁的次要选择，如油菜、苋菜、韭菜、红枣、樱桃、芝麻、木耳等。

### 维生素C 促进铁吸收

维生素C可以帮助铁质的吸收，帮助制造血红蛋白，改善贫血症状。维生素C多存在于蔬果中，如橙子、猕猴桃、樱桃、柠檬、西蓝花、南瓜等均含有丰富的维生素C，在进食高铁食物时搭配吃这些富含铁的蔬果或喝一些这些蔬果打制的蔬果汁，都可以促进铁质吸收。

#### 补维生素 C 食材推荐表（每 100 克可食部分）

| 推荐食材 | 维生素 C 含量 |
| --- | --- |
| 鲜枣 | 243 毫克 |
| 猕猴桃 | 62 毫克 |
| 橘子 | 28 毫克 |
| 油菜 | 36 毫克 |
| 菠菜 | 32 毫克 |
| 大白菜 | 31 毫克 |

## 四物汤可治贫血

四物汤是中医补血、养血的药方，由当归、川芎、白芍、熟地黄四味药组成。

具体方法：取当归10克、川芎8克、白芍12克、熟地黄12克，用水煎成汤剂，1日服用3次。早、午、晚饭后半小时服用。

## 在生活细微处调贫血

1 保持心情舒畅，避免剧烈活动、劳累，改变体位时应缓慢进行，以免发生急性脑缺血而晕倒。

2 不要服用对造血系统有影响的药物，如磺胺类、解热镇痛药、保泰松、抗疟药伯氨喹等，慎重使用抗生素，平稳掌握适应症，使用过程中须定期观察血象变化。

3 适当运动，可以根据兴趣选择几项健身项目，如瑜伽、散步、慢跑、游泳、跳舞、太极拳、五禽戏、健身操、气功等，活动的强度以不感到疲劳为宜。

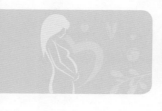

# 痔疮

痔疮是常见的人类疾病之一。女性由于妊娠，机体分泌的激素容易使血管壁的平滑肌松弛，同时，增大的子宫压迫盆腔血管，使怀孕女性原有的痔疮加重或出现新的痔疮。因此，在怀孕前应积极治疗痔疮。痔疮按其位置分为内痔、外痔和混合痔。

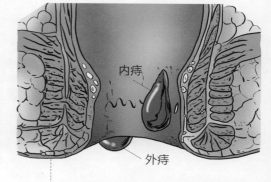

痔疮根据其生长位置分为内痔、外痔、混合痔。

## 常见症状

1.内痔：表面由黏膜覆盖，位于齿线上方，由痔内静脉丛形成，常见于左侧正中、右前及右后三处，一般不痛，以便血、痔核脱出为主要症状，严重时会出血、痔核脱出后不能自行还纳，还有大便困难、便后擦不干净、有坠胀感等症状。

2.外痔：表面由皮肤覆盖，位于齿线下方，由痔外静脉丛形成，常见的有血栓性外痔、结缔组织外痔(皮垂)、静脉曲张性外痔及炎性外痔。以疼痛、肿块为主要症状，肛门周围长有大小不等、形状不一的皮赘。

3.混合痔：兼有内外痔双重特征，临床以直肠黏膜及皮肤脱出、坠胀感、疼痛、反复感染为主要表现。

## 孕前治疗

对于无症状的患者，只要注意饮食，多吃蔬菜，保持大便通畅即可，不需要特殊治疗。对于症状严重的痔疮，应根据病史和肛门物理检查，肛管直肠指检和肛门镜检，参照痔疮的分类作出诊断，有针对性地进行治疗。目前治疗痔疮的方法主要分为保守治疗和手术治疗两大类。保守治疗包括内服药、外用药、栓剂、熏洗等方法；手术治疗包括药物注射、缝合结扎、手术切除、冷冻、激光等方法。

# 自我综合调养

### 生活调养

● 早起床，吃好早饭，最好养成每天早上定时排便的习惯。排便时不要看书报，避免久蹲不起或过分用力。起床后喝一杯凉开水，能刺激肠胃运动，防止便秘。

● 多运动，如做体操、跑步、打太极拳、练气功、做深呼吸运动等，都有益于防止便秘。

● 便后用柔软的纸擦净肛门。便后或临睡前用温水坐浴片刻，洗净肛门，对预防各种肛门疾病都非常有益。肛门不适时，也可用1：10000的高锰酸钾温开水坐浴。

● 避免久坐、久站，及时治疗心、肺、肝脏等全身性疾病。

● 每天早晚做两次提肛运动，每次做30回，对防治痔疮有益。

### 饮食调养

1. 多吃粗粮、豆类、蔬菜、水果等富含纤维素的食品，增加肠胃蠕动，通便，排除肠道有害物质和致癌物质，对习惯性便秘者更为适宜。

2. 不要喝酒，不管是黄酒、白酒，还是啤酒，都属禁忌之列。凡辛辣刺激的食物，如榨菜、辣椒、辣酱、生姜、大葱、蒜头、茴香等，对痔疮的充血、出血都有很大的影响，痔疮患者应少吃或尽量不吃。

3. 对痔疮防治有效的保健食品很多，如乌龟、甲鱼、猪或羊大肠、田螺、泥鳅、蜂蜜、赤小豆、黑芝麻、核桃仁、竹笋、肉苁蓉、槐花、藕、黑木耳、萝卜、无花果等，患者可根据不同的季节加以选用。

4. 饮食清淡，少吃油腻或熏煎食品，饮食最好定时定量；饭吃八分饱，不能暴饮暴食、饥饱不匀，以防胃肠道功能紊乱。

### 汉方调养

**中药调养痔疮**

据记载，一些中药也有防治痔疮的功效，服用后可以润肠通便，凉血止血。如用黑芝麻、生地黄、何首乌、草决明、肉苁蓉、槐角、地榆各6克，水煎服，1日2次。也可选草决明10克，或肉苁蓉10克，用开水浸泡半小时，代茶饮，对大便秘结者尤为适宜。

**产科专家告诉你**

**备孕女性孕前治疗痔疮非常有必要**

因为痔疮能引起肛周脓肿，肛周部位的感染进而影响到阴道口，导致妇科炎症，可能会对怀孕产生影响。所以应及时治疗肠道炎症和肛门周围炎症，如腹泻、痢疾、阴道炎等。已经怀孕的女性在妊娠后期容易出现便秘症状，形成痔疮，引起便血，造成贫血，对胎儿不利，所以要特别注意饮食和生活习惯的调养，尽早预防。

**专家
答疑**

## 备孕女性问：只要有妇科疾病，想怀孕是不是就很困难？

产科医生答 几乎所有的妇科疾病都是可以检查出来的，只要做好孕前检查，都能预先知道这些疾病，进而制订治疗方案，一般不会影响怀孕。

①阴道炎症最好在孕前治好。阴道炎会导致阴道分泌物增多，影响精子在阴道内的穿行。真菌性阴道炎在怀孕后可能加重。如果是顺产，部分新生儿可能会出现鹅口疮或红臀。为了宝宝的健康，有阴道炎的女性还是治愈后再怀孕比较好。

②轻度子宫颈炎一般不会影响受孕，但如果炎症较重，影响了子宫颈功能，就会对怀孕造成影响。如阴道分泌物增多，白带黏稠，有时候呈脓性，使阴道内环境改变，不利于精子通过子宫颈管，这时就需要治疗后再怀孕。

③子宫肌瘤酌情处理。根据肌瘤生长位置分为黏膜下肌瘤、浆膜下肌瘤、肌壁间肌瘤。小的浆膜下肌瘤对于受孕的影响比较小。黏膜下肌瘤会造成经期延长和经量增多，容易造成不孕或流产。肌壁间肌瘤如果肌瘤直径在3厘米以内，一般不影响受孕；肌瘤过大，会影响受精卵的着床和胚胎发育。

## 备孕女性问：胖点好生养吗？

产科医生答 对于备孕女性来说，不能太瘦也不能太胖，要在标准范围内（即BMI为18.5~23.9）最好。肥胖对生育功能的影响主要表现为卵泡发育异常、排卵障碍等，这些改变会影响月经周期及生育。肥胖还会使激素分泌减少，进而导致血液中激素水平偏低，表现为性欲低下。此外，肥胖准妈妈流产率为8.7%，而体重正常的准妈妈流产率为2.1%；肥胖准妈妈难产的概率也会大大增加。因此，肥胖的女性最好减重后再怀孕。

## 备孕女性问：服用减肥药，会影响备孕吗？

产科医生答 会有一定的影响。一般情况下，减肥药或以阻止人体吸收脂质和糖类等营养物质，或以增加人体的基础代谢率，或以降低食欲的方式来达到减肥的目的，服用过程中可能存在一定的不良反应。如果在经期服用减肥药，可能导致月经紊乱、多尿或排尿困难，或出现心慌、焦虑等，甚至会出现闭经。因此，备孕女性如果想减肥，应通过调节饮食习惯配合适量运动的方式来达到减肥的目的，避免服用减肥药。

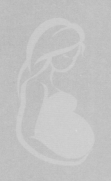

# 第 7 章

# 即使没怀上也不用急
## ——不孕不育的家庭调养方案

对于没能如愿怀孕的人来说，不孕不育总是心中的隐痛。其实不孕不育只是相对于繁衍后代而言，大多数情况下不会影响本人的身体健康和夫妻生活。所以先不要焦虑和慌张，试着做好该做的检查，有针对性地治愈阻碍怀孕的疾病，同时结合适当的生活调养，放松心情，就有可能如愿以偿，获得一个聪明健康的宝宝。如果你已经尽力尝试仍没有受孕，那么可以考虑向医生求助。

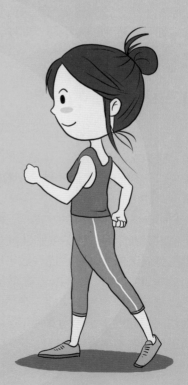

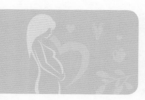

# 什么情况
# 才是不孕不育

对有规律的性生活，年龄在25岁左右的正常夫妻来说，每月大约有1/5的机会怀孕，约有90%想要孩子的夫妻会在一年内最终受孕。另外10%未能怀孕的夫妻就被称之为不育夫妻。

医学上不孕症是指育龄夫妻性生活正常，未避孕，一年内从未妊娠。不育症是指女方有过妊娠，但实际上未能生育，均以流产、早产、死胎或死产而结束。结婚后未分居两地、从未避孕而从未怀孕者称为原发不孕，曾有怀孕而后未避孕连续一年未怀孕者称为继发不孕。同样，不育症也分为原发不育与继发不育。

## 不孕和不育的区别

不孕和不育是有区别的。不孕主要是由于精子或卵子的异常、生殖道的障碍使精子与卵子不能正常相遇、结合和着床。不育是指有过妊娠，但均以流产、早产、死胎或死产而告终，也就是精子与卵子已结合，在子宫内膜着床后，胚胎或胎儿成长障碍、娩出障碍或新生儿死亡而导致不能获得存活的婴儿。有时不孕和不育是很难区分的，常笼统地称为不育症。习惯上，把女性病因引起的不孕称为女性不孕症，男性病因致配偶不孕者称为男性不育症。

## 不孕症的诊断年限

有关不孕症的诊断年限，国内外的妇产科学家尚未有统一意见。以往国内外曾以三年为限，近年来年限趋于缩短。国外的多项调查显示，生育能力正常的夫妻不避孕一年内的妊娠率为80%~90%，两年的妊娠率为93%~95%，所以多将不孕症的时间定为两年。但近年来，结婚及生育年龄的后延、环境因素的影响，使世界范围内不孕人口增加，为了临床上早诊断、早治疗，世界卫生组织在1995年编写的《不孕夫妻标准检查与诊断手册》中将不孕的诊断年限定为一年，并逐渐得到了妇产科学界的认同。所以，如果想要孩子而一年内还没有怀孕，就应该及时就诊。

 **产科专家告诉你**

**不要轻易给自己贴上不孕的标签**

不孕不育症的诊断有明确的规定：夫妻未采取避孕措施，规律地进行性生活，如果1年内未孕，才会诊断为不孕症。备孕的夫妇要保持平和的心态，放松心情。

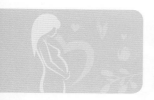

# 女性不孕的原因及检查方法

## 哪些原因会使女性不孕

### 年龄因素

25岁左右是女性生育力最强的时期，35～45岁时生育能力慢慢下降，45岁以后受孕的可能性大大减少。如果一个不孕患者年龄在35岁以上，那么就应该考虑年龄因素了。

### 营养因素

营养过剩导致的肥胖，营养不良导致的衰弱，以及维生素A、B族维生素、维生素E缺乏，都能引起卵巢功能的改变而导致不孕或受孕率低。

 **产科专家告诉你**

**促排卵应遵医嘱——让宝贝自然来**

私自服用促排卵药会造成妇科疾病，甚至可能会诱发卵巢早衰。因为服用促排卵药物的女性往往自己的雌激素分泌不足、子宫内膜较薄、黄体不足，这些可能导致受精卵着床困难，流产概率增大。因此建议女性最好避免人为促排卵，调整好内分泌系统，让卵泡自然发育、自然排卵。即使需要使用促排卵药物，也应尽量在医生的指导下服药。

### 精神因素

精神紧张、过度焦虑等都可能通过神经内分泌系统而使卵巢功能发生改变，出现排卵无定期、卵子质量不高或不排卵等现象从而导致不孕。

### 女方排卵障碍或不排卵

卵巢本身的疾病如先天性卵巢发育不全、多囊卵巢综合征、卵巢子宫内膜异位症等都能影响卵巢排卵而导致不孕，需要经过详细的化验及B超来确诊。也有因过度节食致体重显著降低而引起闭经的。还有一些人年龄在35～40岁以下即发生过早绝经，即卵巢早衰，或由于肿瘤等原因切除双侧卵巢导致不能排卵。以上问题经检查确诊后应针对具体情况给予药物治疗或采取特殊措施。

### 女方输卵管不通

造成输卵管不通的原因常见的有炎症、结核或子宫内膜异位症。结核性输卵管炎造成的阻塞，不能行复通术。子宫内膜异位症患者其输卵管可能通畅，但也可由于盆腔内粘连，输卵管蠕动能力异常，导致精卵不能相遇。

### 其他疾病

子宫发育不良、子宫发育异常、子宫颈病变及阴道疾病等，都能影响精子的活力或阻止精子上行，导致不孕不育。

## 女性不孕的检查方法

不孕的女性在接受检查时应该充分与医生配合，摆正心态，不用觉得不好意思，更没必要过度紧张和有所隐瞒，而影响医生的诊断。而且情绪紧张会使性腺刺激荷尔蒙的分泌失调，影响内分泌系统的平衡，对受孕也是不利的。

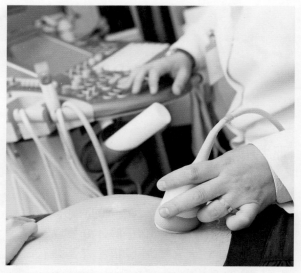

女性在进行不孕不育检查时妇科检查是必查项目。

### 询问病史

男女双方的结婚年龄、现年龄、健康状况，是否分居；性生活状况，采用过何种避孕方法及使用时限；有无结核病特别是腹腔结核，有无内分泌疾病，有无有害气体接触史及防护情况。

### 月经及生育史

初潮年龄、周期、经期、月经量、经血颜色，有无痛经，是原发性不孕还是继发性不孕，过去流产及分娩情况，有无产后感染状况。

### 全身检查

发育、营养情况，尤其是第二性征发育情况。常规胸透排除结核病。过度肥胖的人易出现内分泌紊乱，过于消瘦的人则可能患有慢性消耗性疾病。还应特别注意甲状腺、肾上腺、垂体的情况，并做必要的检查。

### 妇科检查

初步了解阴道、宫颈、子宫、卵巢的大致情况，例如子宫的大小、位置是否正常，子宫、卵巢有无肿块、压痛，子宫有无抬举痛，附件的活动度等。

### 特殊检查

主要进行卵巢功能检查（包括子宫颈黏液结晶检查和阴道脱落细胞检查、基础体温测定）、输卵管通畅性检查、同房后实验、腹腔镜及宫腔镜等。

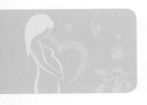

# 男性不育的原因及检查方法

影响男性备育的因素主要是精液是否正常以及是否存在性功能障碍。男性精液异常或弱精症，指的是男性精子数目少于1500万/毫升，向前移动的精子小于50％，正常形态精子小于15％。参考标准各大医院稍有差异。无精或死精症患者是无法用自己的精子生育的。男性性功能障碍性不育包括心理性、血管性、内分泌及药物引起的阳痿、不射精等。

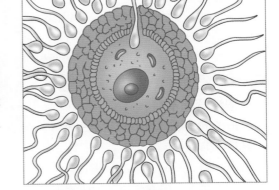

强壮的精子才能与卵子邂逅

## 哪些原因会使男性不育

### 生殖器官发育异常

阴茎先天性发育异常，包括先天性阴茎发育不全、隐匿阴茎、无阴茎、小阴茎、异位阴茎等，均因不能正常勃起而无精液射出。即使勃起，也因其体积过小而出现不育。

尿道的先天性异常，包括尿道上裂和尿道下裂、先天性尿道憩室和狭窄，都会使精子无法顺利输入女性阴道而造成不育。

睾丸的先天性异常，包括睾丸缺如、睾丸发育不全、隐睾、异位睾丸等，都因无精子或精子质量低下而导致不育。

输精管发育不全而形成的精道梗阻、精囊发育不全、缺如等附属性腺功能异常，也可导致不育。

生殖器的损伤和畸形也可造成不育。

### 生殖系统感染

男性生殖系统可发生急性和慢性感染。急性感染常见的有急性睾丸炎、附睾炎、精囊炎、尿道炎、前列腺炎等，均可因急性炎症的病理变化，使精子的质量与输送通道发生问题而影响生育。

慢性炎症可因急性炎症治疗不彻底而造成，多是由特异性感染所致，如由结核、淋病、梅毒、麻风等引起，因病程长，并多呈增殖样改变，因此易使精子的生成或输出发生障碍。

### 精索静脉曲张

精索静脉曲张在男性中并不少见，患者常有腹部下坠感。此病会影响睾丸功能，与男性不育有着密切的关系。

### 内分泌紊乱

下丘脑、垂体、睾丸是调节男性性活动的主要内分泌腺，又被称为下丘脑—垂体—睾丸轴。这三个腺体的任何病变都可能影响男性的内分泌而导致功能紊乱。

### 慢性营养不良

精子的生成与蛋白质、维生素A、维生素D、维生素E及矿物质锌、锰、钙、磷的质与量有密切关系。其中，锌元素与精子的生长关系最为密切，一次房事活动会消耗600~1000微克的锌。所以，要多吃瘦肉、鱼、虾、牛奶以及动物肝、肾等食物，来补充营养成分。

### 生活因素

1.长期手淫。过频的手淫容易导致精子数量和精液总量减少，从而造成不育。

2.其他生活因素。阴囊温度过高、裤子太紧、房事过频、情绪心理因素、久骑摩托车、自行车等均可导致男性不育。

### 其他原因

染色体异常、环境中的有害因素、药物、酒精等都可能影响精子数量和男性性功能，从而造成不育。

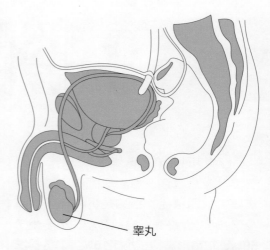

正常睾丸的体积为15~26立方毫米，如小于11立方毫米时，则预示睾丸功能不良。

 **产科专家告诉你**

**男性肥胖会影响生育能力**

男性肥胖会影响生育能力。因为脂肪增多会使健康的精子数量减少，即成功使女性受孕，此类胚胎发生流产的风险也比正常情况要高。精子是在低于体温0.5℃~1℃的环境下生成的。肥胖的人体温较高，从而影响了精子生成的环境。另外，肥胖影响身体的激素分泌，进而影响精子的数量和质量，使生育能力降低。如果夫妻两人都肥胖，那么会增加自然怀孕的难度。因此，如果想自然怀孕，夫妻双方都应该注意控制自己的体重。

# 男性不育的检查方法

男性不育的原因很复杂，受影响的环节比较多，所以，检查起来也比较困难，需要抓住重点，顺藤摸瓜，以达到事半功倍的效果。

## 常规检查

| 检查项目 | 检查内容 |
|---|---|
| **精液检查** | 通过镜检，检查精液颜色、精液黏稠度、精液量、精液透明度、精液液化情况、精子活动率、精子活动力、精子数、精子形态等 |
| **B 超检查** | 通过阴囊 B 超检查是否患有精索静脉曲张、附睾炎、附睾结核、睾丸鞘膜积液等；通过 B 超做腹腔检查，以发现有无腹腔内睾丸、慢性前列腺炎等 |
| **验血查激素** | 通过验血，测定性激素、进行各种激发试验等，以便检查是否有生殖内分泌功能障碍 |
| **基因检查** | 检查染色体及基因是否异常等 |

## 辅助检查，进一步确诊

| 检查项目 | 检查内容 |
|---|---|
| **询问病史** | 是否有长时间发热、腮腺炎、睾丸炎、精索静脉曲张、睾丸外伤、隐睾、睾丸鞘膜积液等可能影响生育的疾病；同房时是否出现过不射精的情况；同房频率如何等 |
| **全身外观检查** | 查看体态和外形，看有无女性化表现、向心性肥胖、腹部紫纹、多毛症等皮质醇增多症表现 |
| **生殖器检查** | 查看是否有阴茎发育不良、阴茎异位、小阴茎、包茎、尿道狭窄、尿道上下裂等 |
| **睾丸检查** | 检查睾丸大小、弹性、硬度等。正常睾丸的体积为 15~26 立方毫米，如小于 11 立方毫米，则表示睾丸功能不良 |
| **附睾检查** | 附睾紧贴在睾丸的后外侧，质软、表面光滑、边界清楚。如果附睾肿大、压痛或表面有结节，则多为炎症或结核所致；如果附睾体积小，则为发育不良 |

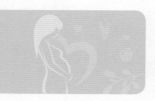

# 不孕不育的
# 对症家庭调养

不孕不育的夫妻，除了需要到医院查明病因，对症治疗外，在生活上也应该加以注意，这样才能收到最佳的疗效。

## 不孕不育者需要远离的不良环境

### 高温环境

避免暴露在高温环境下，如经常洗蒸汽浴、穿紧身裤、长时间静坐及长期高温作业均可能影响精子的生成。

### 有毒物质

环境中存在超过卫生标准含量的镉、铅、铜等金属元素，以及农药、烷化物、油漆等，均可对男性的生殖功能造成损害。

### 药物

雷公藤等药物会影响生精细胞产生精子而导致无精症。长期服用降压药、利尿药、抗菌药以及治疗心脏病、胃溃疡的药物都有损伤精子的不良反应。

### 不良气候环境

人在气候寒冷、高原缺氧的环境中，精子生长发育会受到影响，导致精液内的精子数量减少、质量下降。

### 电磁辐射

X射线和γ射线能使睾丸生精功能受损，少量照射可使精子数量降低。

### 空气污染

长期生活在充满镉、镍、锰、铅等颗粒或粉尘污染的环境中，会使男子精液内的微量金属达到中毒水平，影响精子与卵子结合。还有洗涤剂、杀虫灭蚊剂、林木保护剂等多种危险的化合物，会损害人的生殖能力。所以不提倡孕妇使用喷雾型灭蚊杀虫剂等。

### 油烟

不要在厨房久待，厨房中的油烟能使细胞发生变异，从而导致不育。

### 食品污染

育龄男子食用有农药残留的蔬菜、水果，会引起精子生成过程中的能量供应减少和染色体突变，容易导致畸形儿发生。

### 电器

长期与家用电器、电脑、微波炉等电子产品接触，可使人受电磁波以及荧光屏射线之害，造成男性无精子或生成异常精子而导致不育或畸胎。

### 烛光晚餐

蜡烛，特别是带香味的蜡烛，会释放出铅、汞等有害微粒。铅会妨碍睾丸合成雄性激素及生成精子；汞则可使男子的性欲减退，或导致阴茎勃起不坚，进而诱发不育症。

# 不孕不育者需要避免的不良习惯

### 女性久坐

上班族大部分时间都在坐着，坐办公室、吃饭、看电视、开车，一天坐上七八个小时是非常寻常的事。殊不知，久坐容易造成血液循环不畅，同时可能会引发妇科方面的疾病，甚至导致不孕。

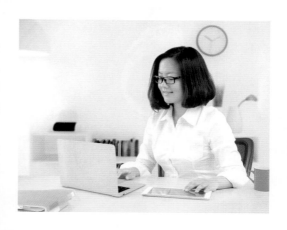

有些女性长期久坐，缺乏运动，以致气血循环障碍，月经前及月经期常有剧烈疼痛；有些是因为久坐导致经血逆流入输卵管、卵巢，引起下腹痛、腰痛。这就是子宫内膜异位症，也是不孕的重要原因之一。

建议长期久坐的女性，应每40分钟起身休息10分钟，做做伸展动作，或下班后散步、游泳、做韵律操等，都可以有效改善因久坐造成的循环障碍。

### 穿紧身内衣裤

紧身内衣不仅压迫男性生殖器官，影响睾丸正常发育，而且还不透气、不散热，影响精子的生存。

### 笔记本电脑使用不当

美国的一项研究结果显示，如果成年男性不养成正确使用笔记本电脑的习惯，就有可能影响他们的生殖健康。

笔记本散热及两腿对笔记本的支撑会使男性生殖器区域温度增高。如果长期采用这种方式，就可能导致男性的精子数量减低。所以男性最好不要将笔记本电脑放在大腿上，而应该放在桌子上使用。

### 经常使用手机

手机的高频微波会造成精子数量减少、精子活力下降，所以育龄男子使用手机要注意自我保护，身边有普通电话时尽量不用手机，有意识控制通话时间。

### 频繁洗桑拿

精子的生长发育对温度有比较严格的要求，必须在34℃～35℃的恒温条件下才能正常发育，而桑拿浴房内的温度大大高于这个标准，对精子发育不利。因此，尚未生育的男子，不应该频繁出入于桑拿房。

### 香水和香皂

据美国科学家研究发现，化妆品中常含有一种名为"酞酸二乙酯"的化学物质，能够损害成年男性精子的DNA。香皂和女性使用的香水等化妆品或其他一些芳香类制品中通常会含有这种物质。建议备育男性应减少香水的使用次数。

### 长时间骑赛车

骑赛车时重心前倾，会阴部的睾丸、前列腺紧贴在坐垫上，受到长时间挤压后会出现缺血、水肿、发炎，影响精子的生成以及前列腺液和精液的正常分泌而导致不育。

### 性乱

婚外性行为和"一夜情"的直接后果就是容易患上淋病、梅毒、生殖器疱疹乃至艾滋病等恶疾，这将极大损伤男性的生殖功能，降低精子存活率。

### 吸毒

吸毒会使血液中的睾丸酮水平下降，削弱生殖能力，导致射精无能，从而不育。

# 不孕不育的对症饮食调养

通过饮食调养不孕不育是我国传统医学独特的治疗方法。只有摄取足够的营养成分，才能让身体尽快恢复健康，提高怀孕的概率。

### 女性孕前可以常吃的助孕食物

中医学认为女性不孕主要由于肾虚、肝郁、痰湿、血淤所致，食疗应以补肾气、益精血、调月经为总原则。

### 体寒或月经不调的女性可以多吃些温性的蔬菜、海鲜和水果

蔬菜、海鲜和水果中富含的维生素和无机物这两种营养元素，不仅能释放高能量，而且还充当着调节身体功能的重要角色。它们具有清除血液内的杂质、促进荷尔蒙分泌的功效。大量研究表明，维生素及无机物与女性生殖器健康有着直接或间接的联系。

此外，一些温阳的食物有助于调养寒症。寒性体质的人常常感到小腹虚寒、手脚冰冷，之所以出现这些症状是因为血液循环不畅引起气滞血淤。要缓解寒症，一方面必须要大量摄取蛋白质、维生素和无机物，另一方面还要吃一些温性的食物。

**含丰富维生素、无机物的温性食物**

| 食物分类 | 具体食物 |
| --- | --- |
| 蔬菜 | 菠菜、芹菜、葱、蒜、生姜、辣椒、洋葱、韭菜、艾草、牛蒡 |
| 水果 | 苹果、西红柿、桃子、红枣、葡萄干、核桃、木瓜、樱桃 |
| 海鲜 | 牡蛎、海参、鲍鱼 |

**温阳食物**

| 食物分类 | 具体食物 |
| --- | --- |
| 谷类 | 糯米、土豆、大豆、豆腐、花生、黑芝麻、芝麻、松子、薏苡仁 |
| 肉类 | 鸡肉、狗肉、羊肉、牛肉 |
| 鱼类 | 章鱼、鲫鱼、鲤鱼、比目鱼、鲍鱼 |

### 肥胖的女性需要恢复正常体重，才更有利于怀孕

这就要求了解食物所含的热量以摄取足够的营养成分。肥胖者多是由于饮食习惯不良引发肥胖，因此改变饮食习惯，有助于减轻体重。

五谷杂粮含有人体必需的氨基酸、脂肪酸，还含有丰富的维生素、纤维素和无机物，营养均衡，因此能防止脂肪储存在体内。其中，大豆因为热量不高，营养又丰富，特别适合做肥胖者的主食。

### 五种有助于减肥的饮食习惯

1. 规律的饮食。一日三餐定时定量，不要三餐不定，饿了就暴饮暴食，使得多余的营养无法吸收，堆积在体内形成废物。

2. 晚上7点以后尽量不吃东西。因为夜晚活动量较少，能量消耗少，剩余能量容易储存在体内，因此要在晚上7点之前吃晚餐，而且不要吃太多。

3. 吃饭时细嚼慢咽。一般正常的用餐时间至少在20～30分钟，而且应该细嚼慢咽。

4. 多喝水。饭前喝一杯水，可以增加饱腹感，减少进食量。

5. 固定用餐地点，并尽可能与家人一起吃。在餐桌外的场所边走边吃很容易摄入过量食物，因此在固定场所用餐可以避免暴饮暴食。

### 有助于减肥及低脂肪食物

| 食物分类 | 具体食物 |
| --- | --- |
| 谷类 | 玉米、高粱、小米、荞麦、燕麦、莜麦、薯类、大豆 |
| 蔬菜 | 莴苣、黄瓜、胡萝卜、地瓜、土豆、魔芋 |
| 其他 | 干明太鱼、烤鸡胸肉、海带 |

### 体弱的女性会因身体虚弱而难以受孕，因此应该增加能量，补充体力

糖类是人体基础力量的源泉，只有摄取了充足的糖类，才能维持体力。米饭是代表性的富含糖类的食物，一日三餐吃适量米饭就能摄取足够多的糖类。此外，土豆、地瓜、玉米、面条及面包等谷类或谷类制品也都含有丰富的糖类，但是因为面条和面包等面食为性寒食物，要少吃为佳。

### 四种有助于补气的饮食习惯

1. 一日三餐不能少。身体虚弱的女性对压力比较敏感，一遇到不顺心的事情，就很容易食欲不振，甚至吃东西后会出现腹泻或消化不良的状况。但即使这样也不要饿肚子，可以吃一点容易消化的食物，如粥、面条等。

2. 少食多餐。比较好的进食方式是一天吃6餐，每餐都不要吃太饱。特别是你的胃难以接受食物时，可以尝试这样的进餐方式，能让你的胃舒服些，同时也可以维持血糖稳定，保证营养充足。

3. 均衡地摄取营养。气虚体弱的备孕女性一般都有偏食、挑食的毛病。偏食有违全面均衡的营养原则，很容易导致营养单一，一定要改掉这种毛病。

4. 多喝水。多喝水有助于促进血液循环、消化吸收，不要等到口渴之后再喝水。

### 益气养血食物

| 食物分类 | 具体食物 |
| --- | --- |
| 水果 | 龙眼、荔枝 |
| 蔬菜（野菜） | 韭菜、菠菜、芥菜、芹菜、益母草、艾草、当归叶 |
| 其他 | 鸡肉、猪肝、鸭血、鲳鱼肉、燕窝、人参 |

### 远离有碍怀孕的食物

饮食对于备孕夫妻来讲是非常重要的，备孕的夫妻应该在饮食上下一些工

夫，要有意识地远离那些有碍于卵子正常发育、降低生殖器官功能的食物，这样才能如愿以偿地得到健康宝宝。

| 需要远离的食物种类 | 具体食物 | 原　因 |
| --- | --- | --- |
| **寒凉食物** | 雪糕、冰淇淋等冷食；经过冷冻处理、长期储存在冰箱里的菜、肉等；寒性食物，如大麦饭、猪肉、鱿鱼、面食、冷面等 | 体寒的人难以怀孕，所以寒性食物不适合计划怀孕的女性，应该避免食用，而冷冻过的食物需要加热后再吃 |
| **速食** | 桶装面、罐头食品等；一些饮料和零食 | 方便食品中大都含有各种添加剂、色素和大量的钠元素，对健康极为不利，甚至还是引发各种癌症的罪魁祸首 |
| **油腻的食物** | 五花肉、油炸食品、黄油、奶酪等 | 油腻的食物会增加血液中胆固醇和脂肪的浓度，引起血液循环不畅，导致杂质附着于血管壁上，引起高血压、心脏病、动脉粥样硬化等心脑血管疾病的发生。而且油腻的食物热量也相当高，容易引起肥胖，对怀孕不利 |
| **含有咖啡因的饮料** | 咖啡及含咖啡因的清凉可乐、汽水、绿茶等含糖分的清凉饮料 | 咖啡中的咖啡因对计划怀孕者而言是有害的，而且咖啡中加入的糖分和奶油也是引发肥胖和高血脂的主要因素之一，因此，要想拥有一个健康可爱的宝宝，孕前和孕期最好远离咖啡 |
| **烟、酒** | 烟、酒 | 吸烟中的有害物质会影响营养物质以及氧气通过血管到达子宫和卵巢，因此备孕的夫妻必须戒烟；酒精会加速卵子的老化速度，所以酒也是怀孕的一大威胁，备孕女性应该在孕前和孕期避免饮酒 |

## 利孕的神奇香草茶

香草茶不同于咖啡、绿茶等含有大量咖啡因的饮品，它是由有益于身体的药材精制而成的，准备怀孕的女人可以根据自己的体质安心饮用。

### 有助于调经和缓解痛经的香草茶

益母草、艾草和当归都具有温阳祛寒的作用，有助于调经、止痛。备孕女性坚持饮用，会对怀孕有帮助。

### 益母草茶

简介：益母草是名副其实的一种香草，具有活血化淤、调经止痛的功效，茎和果都可以入药。每天服用3次用益母草煎熬出来的药汁，或是将其制成药膏，饭前取一小勺兑水喝下，坚持几个月即可见效，对想要做妈妈的女人来说十分有益。

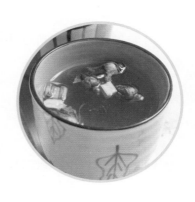

制法：

1. 煎法

将重1千克的益母草切细，兑5千克的水煎煮，当水蒸发掉1/2时即可，每日取汁服用3次。

2. 制药膏法

先按上述方法熬煮，煎至水分减少一半时，将药渣里的汁液挤出，然后将药汁再次放到火上熬成膏状即可。

## 有助于治疗寒症的香草茶

寒气侵入机体容易导致女性四肢冰冷、带下清稀，应少喝果汁、可乐、汽水等冷饮，多喝生姜、红枣和柚子煎煮的茶。

### 生姜茶

简介：生姜性温，能温阳散寒，帮助人体抵御寒邪，饮用生姜茶能够抵制寒气侵袭，缓解寒湿，对有寒症的女性非常有益。

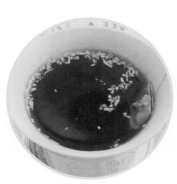

制法：

将3块生姜洗净，切成小块，加4杯水，煎30分钟左右，放入红枣效果会更好。可直接饮用也可加入少量蜂蜜。

### 柚子茶

简介：柚子具有温阳的功效，还可以开胃健脾，适合脾胃虚弱和体寒的女性。

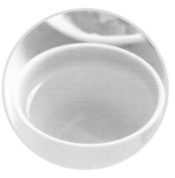

制法：

将整个柚子或柚子皮洗净，切适量，调入糖，一起放入缸中，糖的分量以刚将柚子覆盖住为准，放置4个月左右后方可服用，按一勺柚子兑一杯水的比例服用为佳。

## 有助于减肥的香草茶

肥胖的女性最好减肥之后再怀孕，减肥需要注意饮食，喝一些有助于减肥的香草茶，如薏仁茶、薄荷茶等，都具有清除体内废物和利尿的作用。

### 薄荷茶

简介：薄荷有健胃、助消化的功效，十分适用于减肥。但是薄荷味浓，调制的时候加入少量即可，否则很难入口。

制法：

以4克薄荷兑一杯水的比例煎煮，煮得过久薄荷味道会加重，因此稍煮片刻即可。可直接饮用。

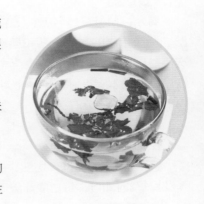

### 薏仁茶

简介：薏苡仁味淡、性温，有益胃化热、利水消肿的功效，能够帮助身体排出多余的废物，对肥胖难孕的女性十分有益。但孕妇忌服，否则会有导致流产的危险。

制法：

将薏苡仁洗净晾干后爆炒，炒好后放入搅拌机中打碎，按照一杯水加3勺薏苡仁的比例搅拌均匀后即可服用。

## 有助于益气补虚的香草茶

气虚体弱的人容易疲劳，泡杯香草茶，具有益气和消除疲劳的作用。最典型的益气补虚茶有参茶、肉桂茶、枸杞子茶、柿叶茶等，泡茶的时候加入红枣或生姜，效果更佳。

### 参茶

简介：人参大补元气，复脉固脱，补脾益肺，被誉为"百草之王"。对于体寒怕冷又容易疲劳的人来说，人参是不可多得的补品。体寒、腹冷、月经不调、腹痛、气虚的女性常喝人参茶是非常有益的。

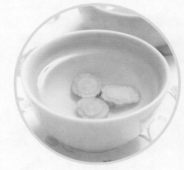

制法：

1800毫升的水中放入1～2片人参煎熬，也可以适量加入红枣，待水熬至原来的一半时，加入蜂蜜趁热喝。

### 枸杞子茶

简介：枸杞子有滋补肝肾、和血润燥、培元乌发等功效，有助于增强免疫力、提高性功能、延缓衰老，素有"滋补妙药"的美称。气虚体弱的女性可以适当饮用。

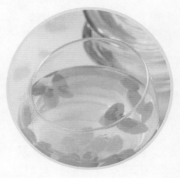

制法：

以20克枸杞子兑5杯水的比例煎熬，可以加入生姜、红枣，直接饮用或加入蜂蜜调制。

# 不孕不育中医饮食疗法

### 男性不孕不育的食疗调养方法

男性不育症中精液异常主要表现为精液中精子密度过低、成活率低下、活动力不强、精液不能完全液化、畸形精子过多以及精液中无精子等。中医辨证饮食疗法可以起到一定的调理作用。

## 人参麻雀鸡

**材料** 黄芪、山药各20克，麻雀5只，母鸡1只，人参、水发香菇15克。

**调料** 料酒、葱、生姜、盐各适量。

**做法**

1. 将母鸡、麻雀去毛、内脏，洗净，放入锅内同煮；山药洗净，切块；人参、黄芪洗净；香菇切小丁。

2. 煮至七成熟时加入黄芪、山药、香菇、葱、姜、盐、料酒，用小火煨至软烂。

3. 人参用开水泡开，上笼蒸半小时，喝汤吃肉嚼人参。

**功效** 此方应酌情选用，需坚持一段时间后才奏效。气血亏虚、面色无华、精子活力不足的人适宜选用此方。

## 银耳甲鱼汤

**材料** 甲鱼1只，知母10克，黄柏10克，天冬10克，女贞子10克，银耳15克。

**调料** 生姜丝、葱段、盐、味精各适量。

**做法**

1. 银耳泡发；知母、黄柏、天冬、女贞子洗净，放入药袋备用；用开水把甲鱼烫死，剖腹去内脏、头，放入锅内，加水、姜丝、盐、葱段，大火烧开后改小火煨。

2. 肉将熟时放入发好的银耳及药袋，待甲鱼肉软烂时出锅，放入盐和味精调味。

**功效** 此汤具有提神的功效，还可辅助调养精液不化，适合有腰酸肢冷、疲倦嗜卧、阴囊湿热等症状的男性食用。

## 枸杞羊肾粥

**材料** 净枸杞叶250克，羊肾50克，羊肉、大米各100克。

**调料** 葱白段40克，盐少许。

**做法**

1. 羊肾剖洗干净，去内膜，切丁；羊肉洗净，切碎；大米洗净；枸杞叶煎汁去渣。

2. 将煎出来的汁液加羊肉、羊肾、葱白、大米和适量沸水一起煮开，待粥熟后，加入盐调味，稍煮即可。

**功效** 此粥具有补肾气、益精髓的功效，适用于肾虚劳损、腰膝酸软、足膝痿弱、消渴、尿频、肾虚阳痿、早泄遗精、遗尿等症。

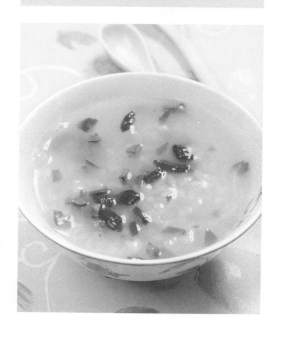

## 女性不孕不育的食疗调养方法

女性不孕症主要与肾有密切关系，此外还与子宫功能失调、肝郁、痰湿、血淤等有关。

### 韭菜炒鳝丝

**材料** 陈皮 10 克，石菖蒲 10 克，大米 200 克，川芎 6 克，神曲 9 克，香附 6 克，苍术 6 克。

**调料** 冰糖少许。

**做法**

1. 将陈皮、石菖蒲、川芎、神曲、香附、苍术研末备用。
2. 大米、冰糖同放入砂锅内，加水煮至汤未稠时，调入上述各药研成的末。每日 2 次，温热食用。

**功效** 此粥具有燥湿化痰、理气调经的功效，适于体质肥胖、痰湿内生而导致不孕的女性。

### 荔枝橘核茴香粥

**材料** 荔枝核 15 克，小茴香 10 克，橘核 15 克，大米 50 克。

**做法**

1. 大米淘洗干净；荔枝核、橘核、小茴香用水一起煎熬，滤汁备用。
2. 用药汁同大米一起煮粥即可。

**功效** 此粥具有行气通经的功效，对肝气郁结、气血不和以致不孕的女性有很好的调养作用，需要在月经结束第一天开始，早、晚各服 1 次，连续服用 1 周，且于下个月经周期再服，连续服用 3 个月。

### 青虾炒韭菜

**材料** 青虾 250 克，韭菜 100 克。

**调料** 素油、黄酒、酱油、醋、盐、姜丝各适量。

**做法**

1. 将青虾洗净；韭菜洗净，切段。
2. 锅内放入素油烧热，下入青虾煸炒，烹入黄油、酱油、醋、姜丝、盐等调料，再加入韭菜煸炒，炒至嫩熟即可。

**功效** 补虚温阳，对肾气不足、子宫虚冷以致不孕的女性有调养功效。

### 补肾粥

**材料** 新鲜桑葚 50 克，紫米、黑米、糙米各 30 克。

**调料** 蓝莓酱 10 克。

**做法**

1. 新鲜桑葚用盐水浸泡 30 分钟后沥干水分。
2. 紫米、黑米、糙米分别洗净，浸泡 3 小时。
2. 锅中加足量清水烧沸，放入紫米、黑米和糙米用大火烧开，用小火熬成粥，加入桑葚熬煮 10 分钟出锅，吃的时候调入蓝莓酱即可。

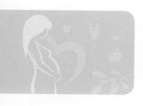

# 关于辅助生育的手段

## 什么情况下可以选择辅助生育的手段

当你已经为自然怀孕做了最大努力却仍没有成功的时候，可以考虑寻求人工受孕。如果你已经试图自然怀孕超过一年，应该向医生咨询一下，让医生安排做一定的检查，然后根据检查结果和你的意愿来考虑人工受孕的可能。

## 你需要为辅助治疗做哪些准备

如果你要进行辅助治疗，需要做好时间、身体及心理上的准备工作。首先夫妻双方要沟通好，一起参与；确保你的工作与任何检查、治疗不冲突，避免因忙乱造成压力过大；饮食要健康，以保证身体更强壮；至少每周3次的30分钟快走，有助于血液流动；保持良好的情绪，做好充分的心理准备。

## 需要向医生提前咨询的问题

- 为什么向我推荐这种特殊的治疗方式？
- 有其他可以选择的治疗方式吗？如果有，为什么别的治疗不适合我呢？
- 需要服用什么药物？
- 这些药的不良反应是什么？
- 可以预算一下我需要多少花销吗？
- 在接下来的检查和治疗中还会有更多的花费吗？
- 接下来还要做什么检查？
- 何时开始治疗？
- 你们将提供什么样的帮助或建议？
- 如果这项治疗没有作用，我还有别的选择吗？

# 试管婴儿是怎么回事儿

### 什么是试管婴儿技术

试管婴儿技术即体外受精技术，分别从女性体内采集卵子、男性体内采集精子，在体外人工控制的环境中完成受精过程，然后将早期胚胎移植到女性子宫内，在子宫中继续生长发育，最后完成生产。利用体外受精技术产生的婴儿称为试管婴儿，这些孩子也是在妈妈的子宫内长成的。可以说，试管婴儿技术等同于体外受精。

### 试管婴儿技术示意图

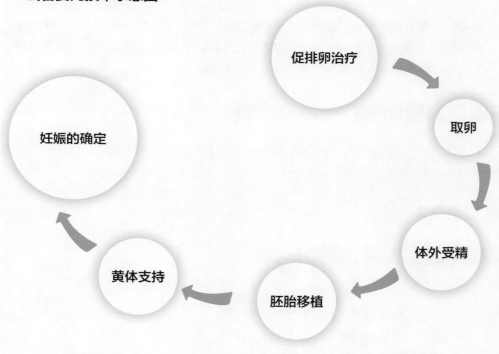

促排卵治疗

取卵

体外受精

胚胎移植

黄体支持

妊娠的确定

试管婴儿技术分类

常规体外受精–胚胎移植技术（赠卵胚胎移植术）

单精子卵胞浆内注射技术（ICSI）

胚胎移植前基因诊断技术（PGD）

赠卵试管婴儿

供精试管婴儿

**哪些人适合做试管婴儿**

- 输卵管不通的女性
- 激素分泌不平衡，而且已经尝试过其他治疗都没有怀孕的女性
- 不明原因的不孕
- 男方精子数量少或精子质量差
- 夫妻双方携带特殊的遗传疾病基因

## 25~35岁女性"试管婴儿"成功率高

试管婴儿技术治疗成功率一般是由临床妊娠率来判定的，即临床妊娠周期占胚胎移植周期的比例，而临床妊娠指胚胎移植后28～30天阴道超声观察到宫腔内妊娠囊。

受患者的选择、临床治疗方法、实验室技术等因素影响，不同的试管婴儿中心成功率存在差异，一般试管中心移植周期的成功率是30%～50%，部分试管中心移植周期的成功率可以达到60%～70%。

25～35岁的女性"试管婴儿"的成功率要高于国际平均水平（30%～40%），有的甚至能达到50%以上。

35岁以后，成功率会逐渐下降，40岁时只能达到20%左右。

 **产科专家告诉你**

**做试管婴儿必须经过审核批准**

试管婴儿技术并不是任何人都可以做，也不是所有医院都可以开展的。开展试管婴儿技术的医院需遵循相关法律规定，并且必须要经过国家卫计委的审核批准才能进行，所以有资质的医院都是经过认可的，医疗质量也是过关的。

## 做试管婴儿前的检查和准备

**1** 在试管婴儿移植前，需要女方在月经来潮的第2~4天抽血化验女性激素水平，以间接了解卵巢储备能力。

**2** 输卵管通畅性检查的报告：子宫输卵管碘油造影的X光片、B超下通液的报告或腹腔镜检查或开腹手术的医院证明均可。

**3** 做试管婴儿移植前，还必须准备好结婚证、身份证、计划生育服务证明才能进行。

4 近半年来男方的精液常规实验室检查报告。

5 男女双方进行有关传染病和性病的筛查，内科疾病的筛查体检等。

6 是否排卵的检查：一年内的子宫内膜病理报告和近期3个月的基础体温单。

上述资料齐全后，可到医院就诊。正式进入周期前，在预期月经来潮前10天就诊，再次妇科检查，进行试验移植，探测子宫腔深度及移植胚胎时导管方向。

## 做试管婴儿前备孕夫妻需注意什么

1 停止抽烟，避免喝酒。抽烟可能会降低妊娠率，酒精可能在治疗过程中影响疗效。

2 慎重服药。一些药物可以干扰药效、排卵和胚胎的种植。如果必须服药，需咨询主治医生。

3 补充叶酸，每日400~800毫克。有助于预防胎儿畸形。

4 有无任何身体不适。即使小的感冒都要告诉医生。

5 合理饮食、适当运动、睡眠充足。

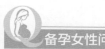 备孕女性问

**试管婴儿的费用如何？**

产科医生答 每做一次新鲜周期的取卵移植，目前的费用是人民币3万～4万元。不同的排卵药、不同的受精方式等都会造成费用方面的差异。

 备孕女性问

**试管婴儿有没有什么不良反应？**

产科医生答 以目前的技术，除了极少部分人可能在胚胎植入后会出现卵巢过度刺激症候群（暂时性的腹胀、少尿、口渴、腹水等症状）外，几乎无任何不良反应。不适症状2～4周基本就会消失，因此不必太担心。做试管婴儿不需住院，胚胎植入后只要在医院休息观察0.5～1小时即可。